U0231653

图说武当秘技系列

武当秘传养生功

车艳丽 著

人民体育出版社

图书在版编目（CIP）数据

武当秘传养生功 / 车艳丽著. -- 北京：人民体育
出版社，2022

（图说武当秘技系列）
ISBN 978-7-5009-6139-0

Ⅰ.①武… Ⅱ.①车… Ⅲ.①道教—养生(中
医)—基本知识 Ⅳ.①R212

中国版本图书馆CIP数据核字(2021)第265543号

＊
人民体育出版社出版发行
北京中科印刷有限公司印刷
新 华 书 店 经 销
＊
880×1230 32 开本 7.75 印张 195 千字
2022 年 11 月第 1 版 2022 年 11 月第 1 次印刷
印数：1—3,000 册
＊
ISBN 978-7-5009-6139-0
定价：30.00 元

社址：北京市东城区体育馆路 8 号（天坛公园东门）
电话：67151482（发行部） 邮编：100061
传真：67151483 邮购：67118491
网址：www.psphpress.com
（购买本社图书，如遇有缺损页可与邮购部联系）

丛书绘图组

高　翔　　丁亚丽

高　飞　　郭成敏

高　绅　　李梦瑶

总　序

2017年1月25日，中共中央办公厅、国务院办公厅印发了《关于实施中华优秀传统文化传承发展工程的意见》（以下简称《意见》），并发出通知，要求各地区各部门结合实际认真贯彻落实，体现了党和政府对中华优秀传统文化的重视。

在国民教育方面，《意见》提出，加强中华优秀传统文化相关学科建设，重视保护和发展具有重要文化价值和传承意义的"绝学"、冷门学科。在保护传承文化遗产方面，《意见》提出，推动民族传统体育项目的整理研究和保护传承。

中华武术有着数千年的发展历史，是中华民族在社会实践中创造的宝贵财富，是中华文化的重要组成部分。武当武术作为"内家之宗"，在武术爱好者中具有较高的认知度。正是基于此，我们策划了这套"图说武当秘技系列"丛书。丛书先期面世的有《武当秘传养生功》《武当道家八段锦》《武当太极擒拿手》《武当秘传点穴手》《武当大力鹰爪功》5本。

本套丛书种类齐全，既有养生法，又有技击术，还有大力功，精心选取与展现了丰富多彩的武当诸派秘技；注重练法，注重实效，突出"图说"，简明扼要，便于阅读和学习。丛书编写者都是武当武术相关的专家、学者、教授，他们既有自身体验，又有教学经验，既有很高的技术水平，又有很深的学术造诣。当然，不足之处在所难免，欢迎读者批评指正，以利今后进一步充实与完善。

内容提要

1. 武当混元养生功，练法"混元"，功效"混元"。此功萃取武当内家精华，既有八段锦之明快轻便，又有易筋经之柔韧有力，既有吐纳术之气行悠然，又有太极拳之松顺圆润，快慢相兼，刚柔相济。此功运用道家修炼秘诀，"性命双修"，内外养练，既可直接锻炼筋肉肢节，又可连带保健五脏六腑，既可收武术健身益气增力之功，又可获养生导引调理治疗之效。

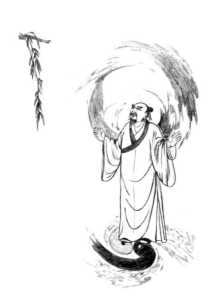

2. 内家通臂养生功，练法简单，易学易练，呼吸自然，动作柔和，运动量小。练之可去除疲劳，提神醒脑，消食顺气，有益身心。学者多练此法，于养生必有大用。"通臂拳，亦称通背拳。其手若铁，腕若绵，臂若鞭，灵若猿。相传为战国白猿所创。白猿，姓白，名士口，字衣三，道号动灵子。有歌赞：'通臂神拳谁敢当，无影无形无柔刚。两手捧定千斤法，专打鬼神邪魔忙'"。

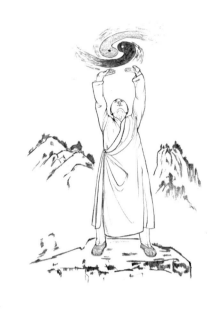

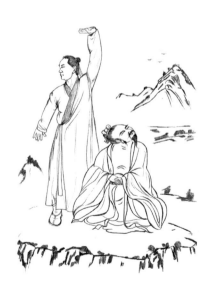

3. 十六段锦养生导引功，源自明初养生家冷谦。此功练之，运气行血，通经利脉，疏滞解瘀，调脏养腑，既可用于日常养生，又可用于疗治疾病。冷谦，道号龙阳子，善导引术，寿逾百岁，著有《修龄要旨》一书。"凡行导引，常以夜半及平旦将起之时，此时气清腹虚，行之益人"。"能日行一二遍，久久身轻体健，百病皆除，走及奔马，不复疲乏矣"。

4. 道家小劳养生功，简练实用，能舒筋顺气，驱疲除滞，提神醒脑，有益身心。"养生者，形要小劳，勿至大疲。故水流则清，滞则污。养生之人，欲血脉常行，如水之流。坐不欲至倦，行不欲至劳。频行不已，然宜稍缓，即是小劳之术也"。"事闲随意为之，各数十遍而已。每日频行，必身轻目明，筋脉调畅，饮食易消，无所壅滞。体中不佳，按法为之即解"。

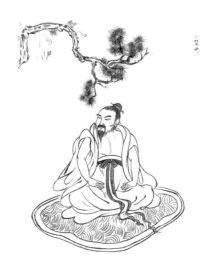

5. 圣真秘传长生功，源自明代养生家周履靖（梅颠道人）。周氏编印了《赤凤髓》一书，共三卷，收录了很多"遵生"之功。其卷二载有"圣真秘传四十六长生图诀"，此功"以导引名，谓逆者，顺之；促者，舒之；邪者，正之；沮洳者，融液之；骀荡者，和济之"，乃"摄生之要旨，消虑之玄诀"，"学之，意境辽远，有如神授；习之，道境高妙，如练仙功，令人心醉"。

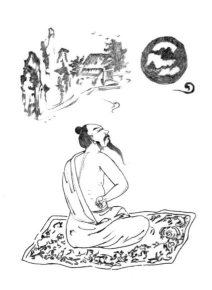

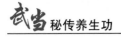

6. 二十四气坐功导引治病图，源自道教养生家陈抟。陈在北宋雍熙元年，被宋太宗赵光义赐号"希夷先生"；曾隐于武当山九室岩，被后世尊为"陈抟老祖""希夷祖师"。此功共24式，每个节气一式，每式包括"运主""时配""坐功""治病"四类内容。此功讲究"天人合一"，"以时行功，以经治病"，按照不同的季节，习练不同的功法，疏通相应的经络，疗治相关的疾病。

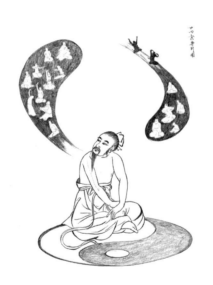

目　录

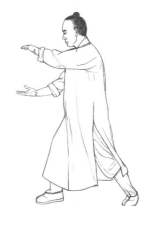

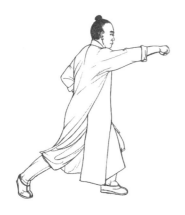

第二章 内家通臂养生功 / 56

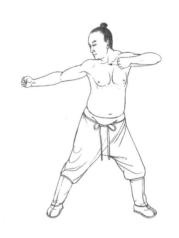

第三章 十六段锦养生导引功 / 100

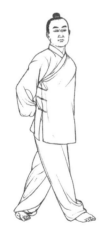

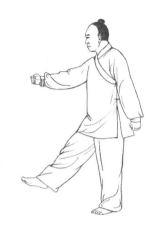

第四章　道家小劳养生功 / 130

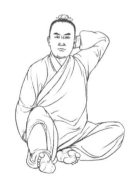

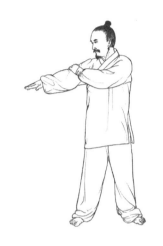

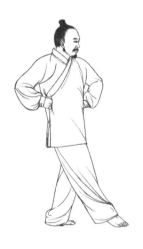

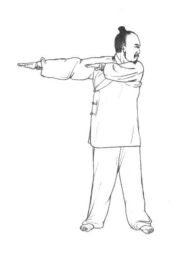

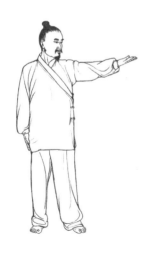

第六章　二十四气坐功导引治病图（古谱）/ 200

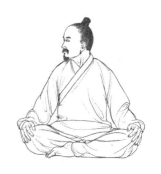

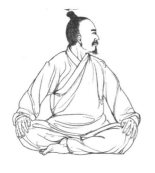

第一章

武当混元养生功

何谓混元养生功？

一指其练法"混元"。此功萃取武当内家精华，既有八段锦之明快轻便，又有易筋经之柔韧有力，既有吐纳术之气行悠然，又有太极拳之松顺圆润，快慢相兼，刚柔相济。

二指其功效"混元"。此功运用道家修炼秘诀，"性命双修"，内外养练，既可直接锻炼筋肉肢节，又可连带保健五脏六腑，既可收武术健身益气增力之功，又可获养生导引调理治疗之效。如药王孙思邈（妙应真

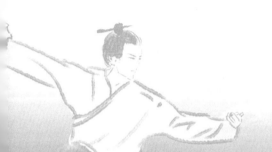

人）所言："动形行气，舒筋柔骨，开泄腠理，活血通经，众邪辟除，康命安乐。"

练习本功，宜随自然之势，不用后天拙力，不能猛使暴劲，不要刻意调息，由轻柔而渐渐笃实，由虚弱而渐渐强健，自然而然，乃是内家养生功之秘窍所在。

读者初习此功时，先要熟悉动作，只管动作，不管呼吸。等动作熟练了，再以动作结合呼吸。练习日久，呼吸与动作自可浑然一体，则内外相合，意力相合，妙不可言。

一、吐故纳新两臂展

【练法分解】

1. 两脚开步，约同肩宽；两掌下垂，松放体侧；心平气和，呼吸自然。目视前方。（图1-1）

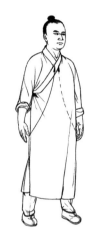

图1-1

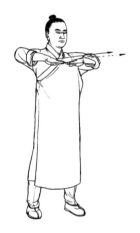

图1-2

2. 两掌上提胸前，屈肘平肩，两掌心向下，指尖相对。目视前下。（图1-2）

3. 两掌外旋，向前对肩撩出，直至臂直，掌心向上，指尖向前。目视两掌。（图1-3）

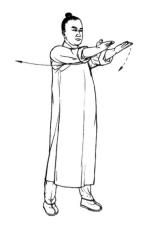

图1-3

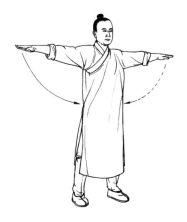

4. 两掌内旋，左右分展，掌心向下，指尖向外，臂与肩平。（图1-4）

图1-4

5

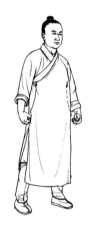

5．两掌屈指握成拳，下落垂于胯侧，虎口向前，拳心向里。（图1-5）

图1-5

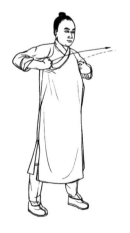

图1-6

6．两拳屈臂向上，提至腋前，拳面向里，拳眼向上，两肘外张。（图1-6）

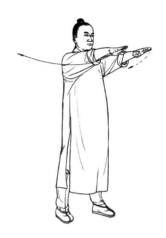

7．两拳变掌，向前对肩插
出，直至臂直，掌心向下，指尖
向前。（图1-7）

图1-7

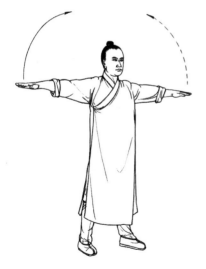

8．两掌分展左右，臂
与肩平，掌心向下，指尖
向外。（图1-8）

图1-8

9. 两掌缓缓上合，高过头顶，掌心向里，指尖斜对，两腕里勾，臂成半弧，状如抱球。（图1-9）

以上动作反复练习13遍。

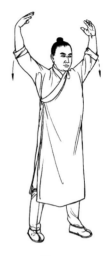

图1-9

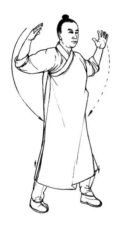

图1-10

注意，本功每式或一动要求练习13遍，可达到一般运动量。初学者或体弱者，请自行减少次数。身体强壮者，可根据体力自然增加次数。皆要循序渐进，以不过劳为度。

10. 两肘下沉，两掌下落，掌心对耳，指尖向上，仍如抱球。稍停片刻。（图1-10）

二、左顾右盼掌云转

【练法分解】

1.两腿屈膝半蹲，成马步；同时，两掌下落，收于腰间，掌心向上。目视前方。（图1-11）

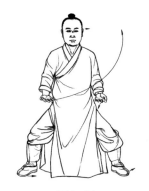

图1-11

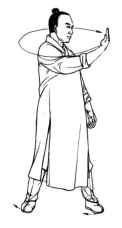

图1-12

2.身体向左扭转，随之两腿伸膝立身；同时，右掌向左、向上撩起，掌心对嘴，指尖向上；左掌自然垂于体侧。目视右掌心。（图1-12）

3．接着，右掌向右、向后平圆划转；同时，身体向右扭转，两脚随之自然摆扣。头随掌动，目视右掌心。（图1-13）

4．右掌自然放下，垂于体侧；同时，左掌向上撩起，掌心对嘴，指尖向上。目视左掌心。（图1-14）

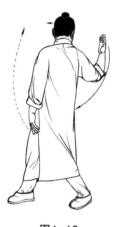

图1-13

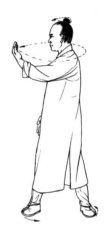

图1-14

5．左掌向左、向后平圆划转；同时，身体向左扭转，两脚摆扣。目视左掌心。（图1-15）

以上动作反复练习13遍。

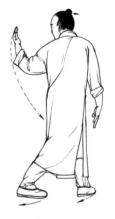

图1-15

三、前俯后仰气贯串

【练法分解】

1. 两脚开步，与肩同宽，伸膝直立；两掌垂于体侧。目视前方。（图1-16）

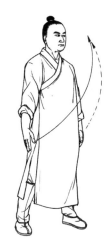

图1-16

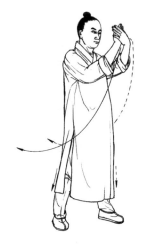

图1-17

2. 两掌上提，相叠面前，左掌心贴于右掌背，右掌心对鼻，指尖斜向上。（图1-17）

11

3. 两掌分别甩向身侧后下，指尖斜向下，掌心斜向后；同时，双膝半蹲，臀部下坐，成马步，上身正直。（图1-18）

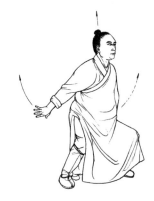

图1-18

4. 双掌外旋上提，向外插伸分展，掌心向上，高与肩平，指尖向外；同时，两腿挺膝而起。（图1-19）

5. 双掌直臂向上伸举，掌心相对，指尖向上，两臂平行。（图1-20）

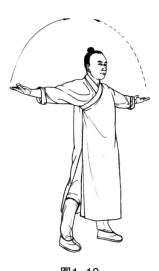

图1-19

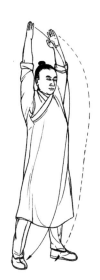

图1-20

6. 向前弯腰，挺膝不屈；同时，两掌直臂向前下划弧伸插，掌心相对，指尖点地。目视前下方。（图1-21）

7. 两掌直臂后摆，过膝后变掌为拳，拳心向后，拳面斜向下。（图1-22）

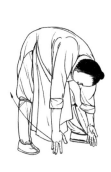

图1-21

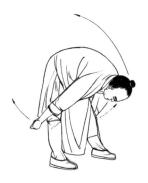

图1-22

8. 起身直腰；两拳变掌，外展上提，掌心向上，指尖斜向下。（图1-23）

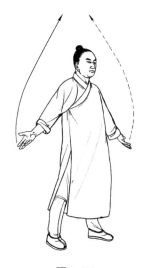

图1-23

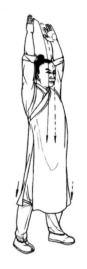

9．双掌直臂向上伸举，掌心相对，指尖向上，两臂平行。（图1-24）

图1-24

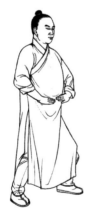

图1-25

10．两掌屈肘，下按腹前，指尖相对，掌心向下；同时，重心下沉，双膝稍屈。（图1-25）

以上动作反复练习13遍。

四、登山壮力拳紧攥

【练法分解】

1. 两腿屈膝半蹲，成马步；两掌按于两膝，虎口向里。目视前方。（图1-26）

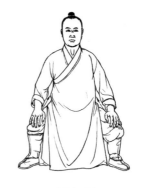

图1-26

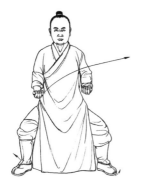

图1-27

2. 两掌握拳，收抱腰际，拳心向上。（图1-27）

3．右拳向左冲击，约与嘴平，拳面向左，拳心向下；同时，两腿成左弓步，唯右脚跟抬起，桩架较高。（图1-28）

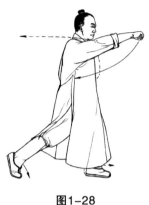

图1-28

4．右拳收腰，马步蹲立，同本式第2动。

5．左拳向右冲击，拳面向右；同时，两腿成左弓步，左脚跟抬起。（图1-29）

以上动作反复练习13遍。

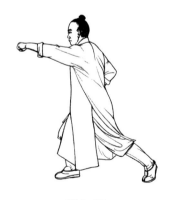

图1-29

五、手抱太极揉金丹

【练法分解】

1. 两脚并步，正身站立，两掌垂于体侧。目视前方。（图1-30）

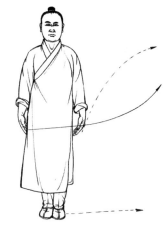

图1-30

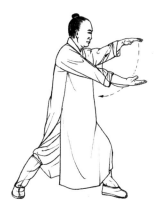

图1-31

2. 左脚向左横开一步，重心移至左脚，两膝稍屈，上身随之向左转动；同时，两掌提起，向左伸开，左掌在上，右掌在下，掌心相对，成抱球状。（图1-31）

17

3. 上身右转，两掌随之翻转抱球，右掌转上，左掌转下，向右平运。（图1-32）

4. 重心移至右脚，两掌抱球，运至右侧。（图1-33）

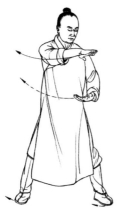

图1-32

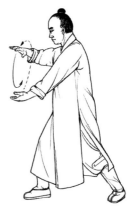

图1-33

5. 当右转至一定角度后，两掌翻转抱球，左掌转上，右掌转下。随即，向左平运，练法同上。（图1-34）

以上动作反复练习13遍。

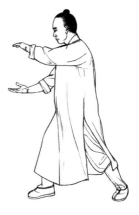

图1-34

六、抻筋拔骨往下看

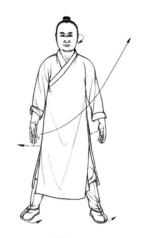

图1-35

【练法分解】

1. 两脚开步，宽于两肩；两掌下垂，置于胯外。目视前方。（图1-35）

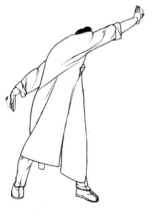

图1-36

2. 身体左转，两脚摆扣；同时，右掌向左上斜推，高过头顶，掌心向前，指尖向上；左掌向左下斜推，约与胯平，掌心向后，指尖向下，两臂略成斜一字；头向左后转，以瞧到右脚跟为度。保持片刻，暗劲抻拔。（图1-36）

3．接着，两掌握拳，用力搦紧。稍停片刻，不要松劲。
（图1-37）

4．身体右转，两脚摆扣；同时，左拳变掌，向右上斜推，高过头顶，指尖向上；右拳变掌，向右下斜推，约与胯平，掌心向后，指尖向下；头向左后转，以瞧到右脚跟为度。保持片刻，暗劲抻拔。（图1-38）

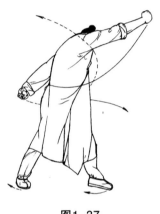

图1-37

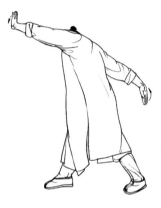

图1-38

5．两掌握拳，用力搦紧。稍停片刻，不要松劲。（图1-39）

以上动作反复练习13遍。

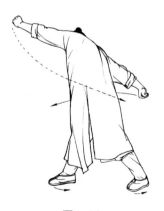

图1-39

七、怀中抱月把足搬

【练法分解】

1. 两脚开步，宽约过肩；两掌下垂，置于胯外。目视前方。（图1-40）

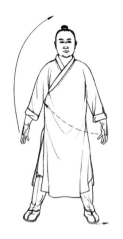

图1-40

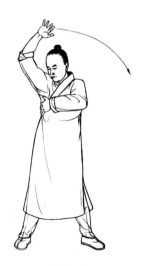

图1-41

2. 左脚尖稍微外展；同时，左掌提起，按住右胁外侧；右掌向上、向左划圆，举过头顶。（图1-41）

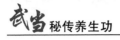

3.右掌继续向左、向下划圆；同时，身体左转，向前弯腰，稍屈右膝，左脚尖上翘。（图1-42）

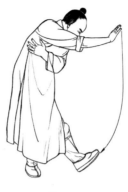

图1-42

4.右掌下划，抓搬左脚尖。稍停片刻，暗劲上搬。（图1-43）

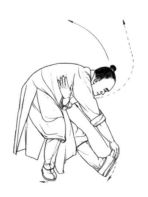

图1-43

5. 左脚尖向里落地，两脚摆扣，直膝起身；右掌提起按胁，左掌向右划圆，抓搬右脚尖。练法同上。（图1-44～图1-46）

以上动作反复练习13遍。

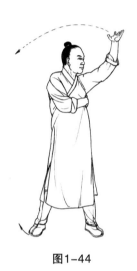

图1-44

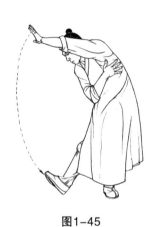

图1-45

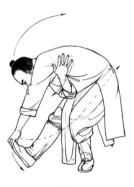

图1-46

八、双掌托闸大力仙

【练法分解】

1. 两脚开步，间距超肩，正身直立，两掌垂放。目视前方。（图1-47）

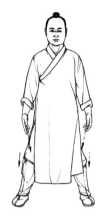

图1-47

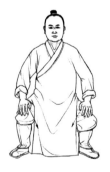

图1-48

2. 两腿屈膝半蹲，成马步；同时，两掌按于两膝。（图1-48）

3. 马步不变；两掌向前下方插伸而出，两臂伸直，掌心相对，指尖向下方。（图1-49）

4. 马步不变；两掌里旋，使掌背相对，指尖仍向下。（图1-50）

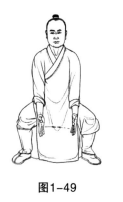
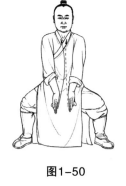

图1-49　　　　　　　　　　　　　图1-50

5. 马步不变；两掌翻转，屈肘上提至胸前，掌背相对，指尖向上。（图1-51）

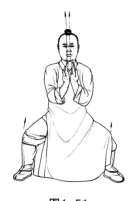

图1-51

6. 两掌继续翻转，向上对肩托起，掌心向上，指尖向后；同时，两腿伸膝直立。目视上方。稍停片刻，暗劲挺撑。（图1-52）

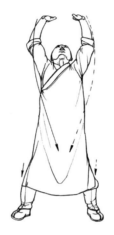

图1-52

7. 两腿屈膝半蹲，成马步；同时，两掌变拳，向裆前栽击，拳面向下，拳眼相对。目视前方。（图1-53）

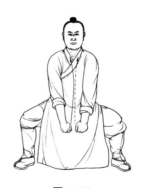

图1-53

8．两拳变掌，外翻上提，于胸前掌背相贴，指尖向上。
（图1-54）

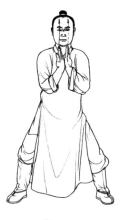

图1-54

9．随即，两掌内旋，托于额上，指尖向后。目光上视。
（图1-55）

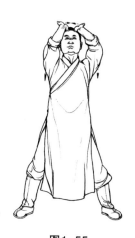

图1-55

10. 两掌相合，下落面前，指尖向上，高与眼平。（图1-56）
以上动作反复练习13遍。

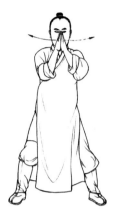

图1-56

11. 两掌左右分开，指尖向上，约与额平，掌心遥遥相对；两肘外展，略低于肩；目视前方。稍停，做深呼吸3分钟。（图1-57）

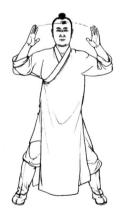

图1-57

12. 完成深呼吸后，两掌在额前互握，左手握住右手拇指，右手四指搭在左手背上。（图1-58）

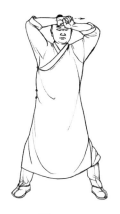

图1-58

13. 向左转动腰部，双手握紧，在身体左侧（上至前额、下至肩头）上下摇抖13次。然后停在左肩前。（图1-59、图1-60）

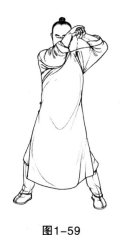

图1-59

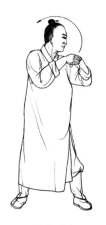

图1-60

14. 身向右转，两手移至额部右侧，摇抖13次，方法同上。（图1-61、图1-62）

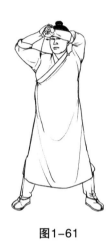 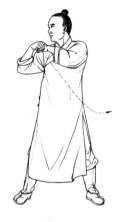

图1-61　　　　　　　　　　图1-62

15. 接上动，向前躬身，两手仍握，向左侧下划弧，约与腹平。目视两手。（图1-63）

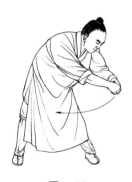

图1-63

16. 双手向裆前直臂下伸，约与膝平，手心向后。（图1-64）

17. 然后提右臂，两手移至身体右侧，约与腹平。（图1-65）

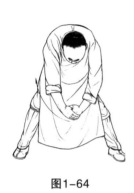

图1-64

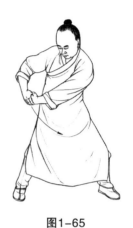

图1-65

18. 双手向裆前直臂下伸，约与膝平，手心向后。（图1-66）

以上动作反复练习13遍。

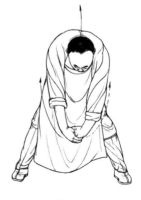

图1-66

九、摇转阴阳肾腰健

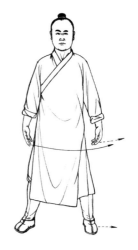

图1-67

【练法分解】

1. 两脚开立，稍宽于肩；两掌垂于体侧。目视前方。（图1-67）

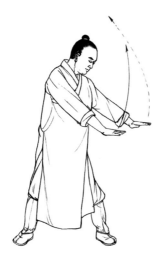

图1-68

2. 左脚向外移动半步，上体略前俯；两掌向左上划弧，掌心向下，约与腹平。目视左掌。（图1-68）

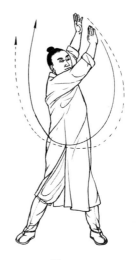

3. 两掌向左后上划，摆至尽头。（图1-69）

图1-69

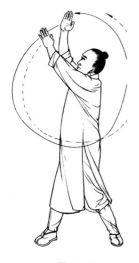

图1-70

4. 两掌再顺原路返回，经腹前，向右后上划弧，摆到尽头。（图1-70）

如此左右共摆13次。

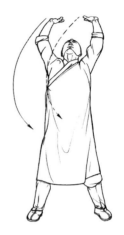

5. 接上，最后一次向右上摆完后，再以腰为轴，向前、向下、向左、向上划大圈。两手划至头顶平放，掌心向上，指尖向后，成托举式；身体挺直，仰视两掌。（图1-71）

图1-71

6. 两掌下抓握拳，随即弯腰，向右膝下直臂抡伸，拳面向下，拳心相对。（图1-72）

7. 两拳伸指变掌，掌心向下，指尖向前。（图1-73）

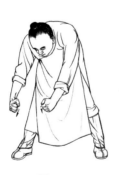

图1-72

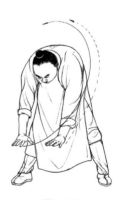

图1-73

8. 双掌向左上划，划至头
顶，成托举式。（图1-74）

9. 然后两掌变拳，向左膝抢
伸；再伸指变掌，向右上划。练
法同上。左右共练13圈。

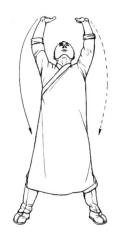

图1-74

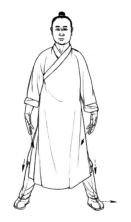

图1-75

10. 练毕，两掌下落，
垂于体侧。（图1-75）

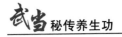

十、开弓摇膝气归元

【练法分解】

1. 左脚外移，两腿屈膝半蹲，成马步；两掌按于两膝。目视前方。（图1-76）

2. 身向左转；同时，两掌抬起，向左平肩伸出（左臂伸直；右臂弯曲，右掌置于左肩前），两掌心向下，指尖向左。目视左掌。（图1-77）

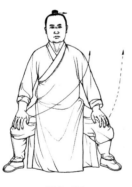

图1-76

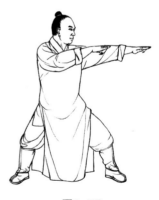

图1-77

3. 左掌变剑指，手心向下；同时右手握拳，拳心向下。
（图1-78）

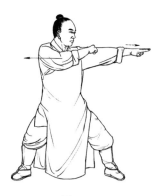

图1-78

4. 重心下沉，左剑指上旋，用力前伸，手心向里；右拳上转，用力后拉，至右肩前，拳心向里。两手保持水平，前伸后拉，如开硬弓。此为左式。（图1-79）

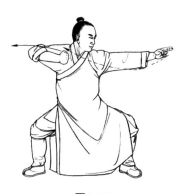

图1-79

5. 然后，身体右转，练习开弓右式，方法同上。（图1-80～图1-82）

如此左右共练13遍。

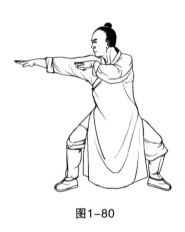

图1-80

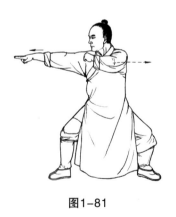

图1-81

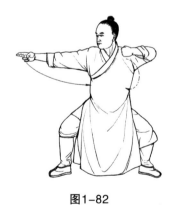

图1-82

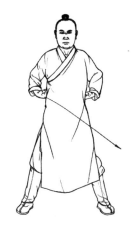

6. 两腿伸膝直立；两手握固，两臂屈肘，拳面抵住两肋，拳心向上。目视前方。（图1-83）

图1-83

7. 身体左转，右拳向左栽伸，高与膝平，拳眼向前，拳面向下。（图1-84）

8. 右拳回收肋部；上体右转，左拳向右栽伸。（图1-85）

用力要柔和，最后用劲顿一下，左、右拳交替，共击13次。

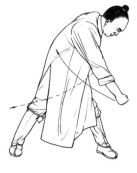

图1-84

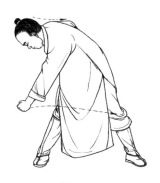

图1-85

9. 身体转正，两腿屈膝半蹲，成马步；同时，两拳成掌，按于膝上。然后，身体随意抖动1分钟。（图1-86）

10. 左腿伸直，右膝微屈，重心移至右脚；左手用力按压左膝。（图1-87）

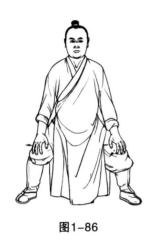

图1-86

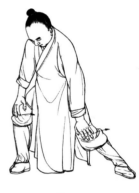

图1-87

11. 把重心移至左脚，右手用力按压右膝。（图1-88）

如此左右共压13次。

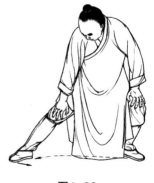

图1-88

12. 左脚内收并步，两掌扶膝半蹲。（图1-89）

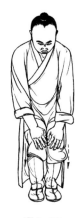

图1-89

13. 接着，屈膝深蹲，臀部用力下坐。一起一蹲，共练13次。（图1-90）

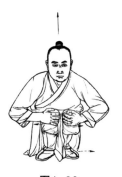

图1-90

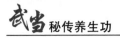

十一、天柱通督微摇撼

【练法分解】

1．两脚开步，与肩同宽；两掌下落，贴靠胯侧；垂帘含目，意守小腹，做深呼吸3分钟。（图1-91）

2．深呼吸完成后，低头睁眼，注视左脚尖。稍停。（图1-92）

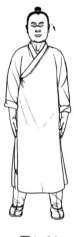

图1-91

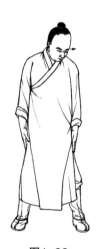

图1-92

3.头向左转，平视左方。稍停。（图1-93）

4.头向左上仰，目视左上方。稍停。（图1-94）

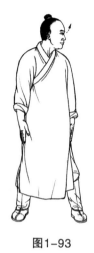

图1-93

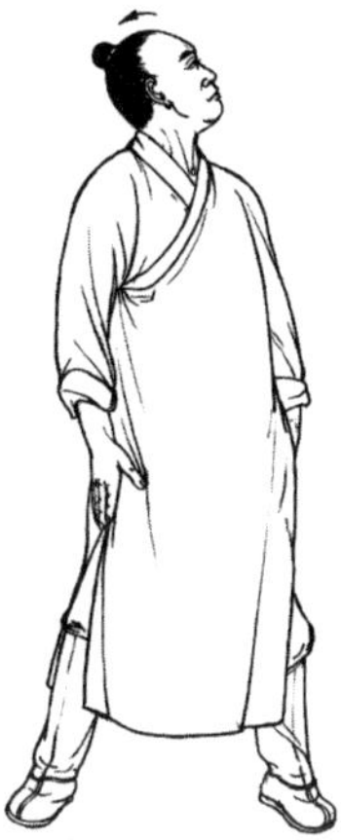

图1-94

5.昂头，脸向正上，两目
望天。稍停一会。（图1-95）

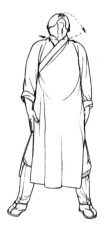

图1-95

6.头（眼）顺原路返回，平视左方；下视左脚尖；转看右脚尖；平视右方；望天。（图1-96～图1-99）

如此左右共练13次。

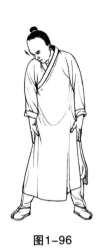

图1-96

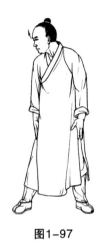

图1-97

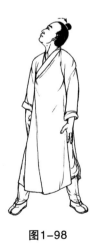

图1-98

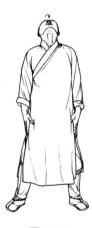

图1-99

7. 以上动作完成后，低头看正下。稍停。（图1-100）

8. 然后，慢慢抬头望天。稍停。（图1-101）

再慢慢低头，慢慢望天，共练13次。

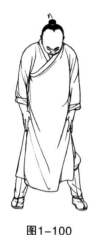

图1-100

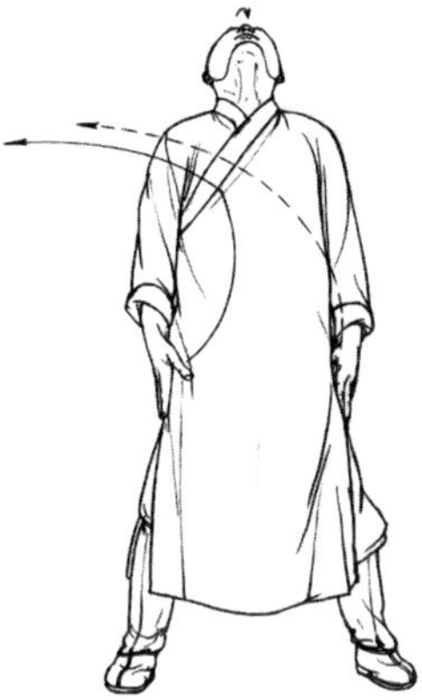

图1-101

9. 接上，身体右转；两掌向右前撩伸，掌心向上，指尖向右，高与肩平。目视掌方。（图1-102）

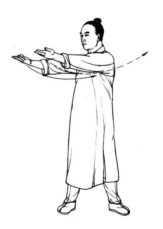

图1-102

10. 然后，身体左转；同时，两掌向左划弧至左侧，左掌向左横推，掌心向外，指尖向里，掌根平肩；右掌立于左胸，掌心向左。（图1-103）

11. 右掌在左掌下，向前推伸，指尖向上。推13次。（图1-104）

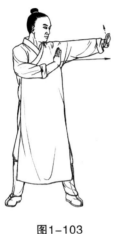

图1-103

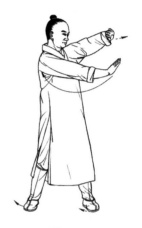

图1-104

12. 右脚外摆，左脚里扣，身体右转，重心移至右脚；同时，右掌变拳，收于右腋前；左掌变拳，直臂向外平肩崩伸，拳面向左，拳眼向上。目视右方。（图1-105）

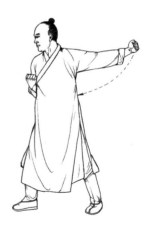

图1-105

13. 左拳屈肘，轻击左腰13次。（图1-106）

14. 随即，左拳舒拳成掌，与右掌同时向右前方伸推，掌心均向右，右掌略高于左掌，虎口斜相对。目视右掌。（图1-107）

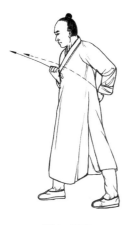

图1-106

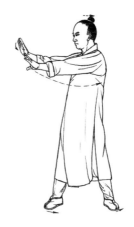

图1-107

15. 两脚摆扣，身向左转；同时，左掌变拳，收于左腋前；右掌变拳，直臂向外冲伸，高与腰平，拳面向右，拳心向下。目视左方。（图1-108）

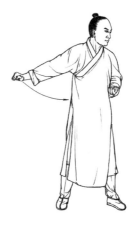

图1-108

16. 右拳屈肘，轻击右腰13次。（图1-109）

17. 然后，身体右转；同时，右掌向右横推，掌心向外，指尖向里，掌根平肩；左掌立于右胸，掌心向右。（图1-110）

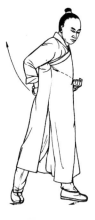

图1-109

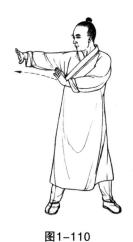

图1-110

18. 左掌在右掌下，向前推伸，指尖向上。推13次。（图1-111）

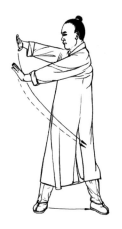

图1-111

19. 两脚并步，双腿屈膝；两掌扶膝，先以顺时针方向转膝13圈，再以逆时针方向转膝13圈。（图1–112）

20. 左开一小步，伸膝而起；双臂交叉，两掌抱肘，向前躬身。（图1–113）

21. 继向右转动。（图1–114）

22. 再向左转动。（图1–115）

以上两动，左右来回练习13次。

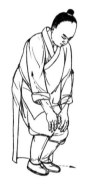

图1–112

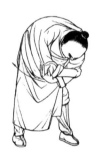

图1–113

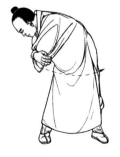

图1–114

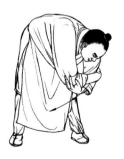

图1–115

23. 最后移至正前方，向下躬身抻臂。练习13次。（图1-116）

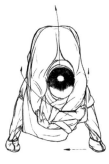

图1-116

24. 松开两手，垂于体侧；同时，左脚稍向内收，立起上身。（图1-117）

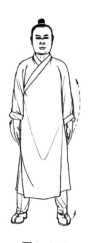

图1-117

十二、拉筋穿掌跷脚尖

【练法分解】

1. 左脚尖外展翘起，身向左转，重心移在右脚；同时，左掌立于左胸前，掌心向里；右掌提于背后，虎口对命门。（图1-118）

2. 右掌顺脊柱上抹，抹至一定程度，由腋下伸至胸前，置于左掌侧，指尖向左，掌心对胸。（图1-119）

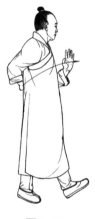

图1-118

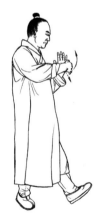

图1-119

51

3．接着，右掌向上、向里绕转，至心窝时按住；左掌向下、向外、向前绕转，至与肩平时，撩伸而出，掌心向上，指尖向前。（图1-120、图1-121）

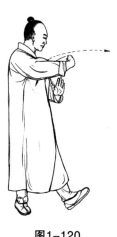

图1-120

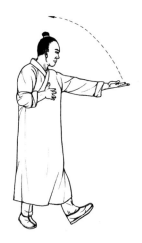

图1-121

4．左掌稍里旋，直臂伸举至头顶上方，指尖向上，掌心向右。（图1-122）

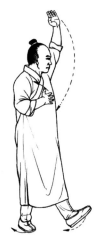

图1-122

5.左脚落地右扣，右脚外摆，身向右转。随即接练右式，动作相同，左右相反，与上相同。（图1-123～图1-126）

如此左右共练13次。

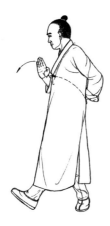

图1-123

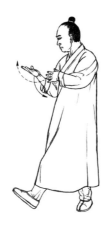

图1-124

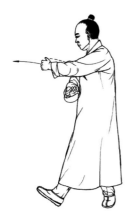

图1-125

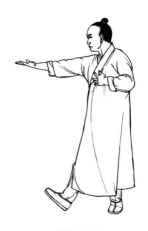

图1-126

十三、百疾化尘骑马颠

【练法分解】

1. 两腿屈膝半蹲，成马步；同时，两手握拳对胸，两拳面向前，拳眼相对，两肘稍屈。（图1-127）

2. 两拳直臂上举，高过头顶，拳眼相对；马步不变，而两脚跟缓缓抬起。目视前上方。（图1-128）

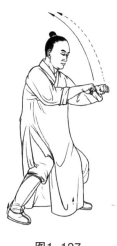

图1-127

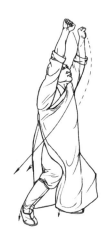

图1-128

3. 随即，两拳松开手指，向身后抖劲下甩，掌心向后，指尖斜向下；同时，两脚跟落地，重心下沉。（图1-129）

反复练习13次。

4. 最后收功，意守小腹，调匀呼吸，放松肌筋，恢复常态，巩固功效。

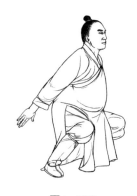

图1-129

第二章

内家通臂养生功

通臂拳自古就是内家名拳，练法非常丰富，如白猿通臂拳、仙猿通臂拳、灵猿通臂拳、猿仙通臂拳、仙山通臂拳、筋经通臂拳、无极通臂拳、洪洞通臂拳、太极通臂拳、五行通臂拳、五猿通臂拳、梅花通臂拳、心机通臂拳、合一通臂拳、混元通臂拳、通臂长拳、猿猱伏地拳等，不胜枚举。惜不少秘法日渐式微，亟待吾辈紧急挖整。

关于内家通臂拳渊源，传说很多，最早可追溯至战国时期，至今已两千余年。编者一直深爱通臂拳，对其源流曾研究多年，至今也没法定论。今录一古谱，仅供参考："通臂拳，亦称通背拳。其手若铁，腕若绵，臂若鞭，灵若猿。相传为战国白猿所创。白猿，姓白，名士口，字衣三，道号动灵子。有歌赞：'通臂神拳谁敢当，无影无形无柔刚。两手捧定千斤法，专打鬼神邪魔忙'。"

武当通臂拳，象形取意，腰背发力，通肩达臂，两手通灵；眼急步快，放长击远，抽撤连环；封闭截拦，浮沉躲闪，后发先至，令敌眼花缭乱。所以不少习武者认为通臂擅长实战，是纯粹武术。其实通臂拳舒展的动作，顺溜的劲法，练之即可抻筋拨骨，利节通经，有很强的保健作用。正如五行通背拳名家修剑痴所言："内中之法，纵不敢称千古秘论，亦可为锻炼身体、调和脾胃、流通气血、健强筋骨、增加精神的妙法。"

但因通臂拳练法复杂，运动量较大，对于初学养生者或体质虚弱者，很难适应。编者鉴此，从内家通臂拳中选出数式，重新编排，即成此功。

本功仅十二式，练法简单，易学易练，呼吸自然，动作柔和，运动量小。练之可去除疲劳，提神醒脑，消食顺气，有益身心。学者多练此法，于养生必有大用。

一、白猿张弓

【练法分解】

1. 两脚开步，正身直立，两脚间距，与肩同宽；全身放松，两掌垂于体侧，呼吸自然。目视前方。（图2-1）

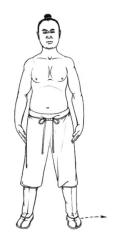

图2-1

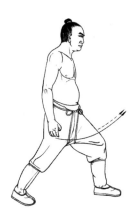

图2-2

2. 左脚向左侧跨一步，左转身成左弓步。（图2-2）

3. 随即，两手握拳，向前直臂伸出，平于小腹，拳心相对，拳面斜向下，拳眼斜向上。目视前下方。（图2-3）

4. 右拳屈肘上提右肩前，肘与肩平，拳心向里；左拳伸臂向左前上挑，约与肩平，拳眼向上；同时，身向右转，重心移于右腿，成右弓步。左拳前撑，右拳后拉，犹如张弓放箭；目视左拳。（图2-4）

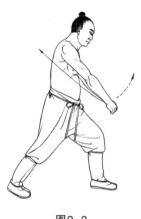

图2-3

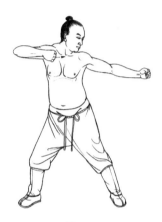

图2-4

5. 身稍右转，右拳变掌下压，掌心向下；左拳同时向下沉劲，手形不变。（图2-5）

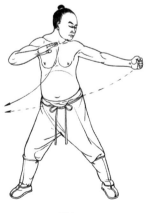

图2-5

6. 右转身成右弓步，练习右式，与上动作相同，唯方向相反。（图2-6～图2-8）

上述动作，左右各做12次。

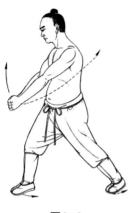

图2-6

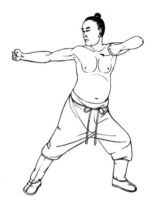

图2-7

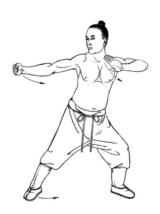

图2-8

7. 接着，右脚内收一步，两脚间距与肩同宽，正身直立；同时，两臂屈肘后拉，两掌平端体侧，约与肋平，掌心向上，指尖向前。目视右侧。（图2-9）

8. 两掌下分展开，收腹挺胸，指尖斜向外下，用力伸臂，高与胯平。（图2-10）

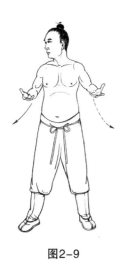

图2-9

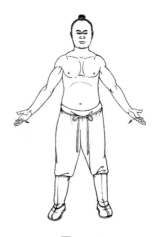

图2-10

9. 两掌转腕，指尖向下，掌心向里，虎口向前。（图2-11）

10. 最后，两掌收贴腿侧，意守小腹，调息片刻。（图2-12）

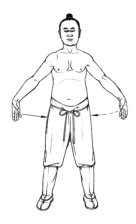

图2-11

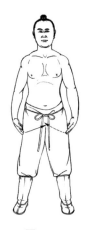

图2-12

二、打恭拜仙

【练法分解】

1. 承接上式。两掌叉指，相抱小腹前，两肘略屈。（图2-13）

2. 双手前撩而上，举过头顶，用力后扬，手心向上；仰头挺胸，腰部后弯，两膝挺直。目视双手。（图2-14）

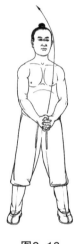

图2-13

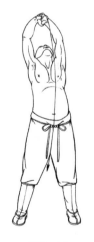

图2-14

3. 接着，双手向裆下弧形抡去，用力后伸，手心向前；腰向前弯，头向里勾，目随两手。两腿和两臂都要伸开，不要弯曲。（图2-15）

继上撩，再下俯，如作揖参拜一般，练习12遍。

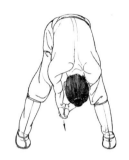

图2-15

4. 双手前摆，至小腿之前。（图2-16）

5. 仰身立起；松开两掌，下分展开，指尖斜向外下，用力伸臂，高与胯平。目视前方。（图2-17）

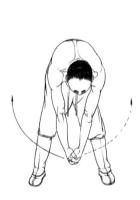

图2-16

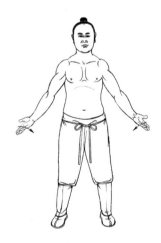

图2-17

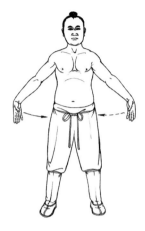

6. 两掌转腕，指尖向下，掌心向里，虎口向前。（图2-18）

图2-18

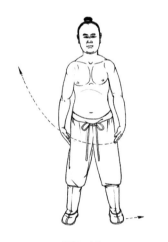

图2-19

7. 最后，两掌收贴腿侧，意守小腹，调息片刻。（图2-19）

三、两翼劈挂

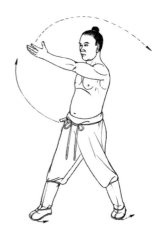

图2-20

【练法分解】

1. 承接上式。左脚向左旁开步，随即右转体成右高虚步；同时，右掌不动；左掌向右前方撩挂而起，掌心向上，指尖向右，约与眼平。（图2-20）

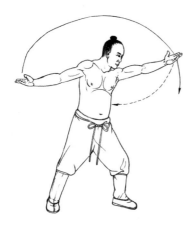

图2-21

2. 左转体，两脚摆扣，成左弓步；同时，左掌经头顶上方向左抡转下劈，掌心向里，掌棱向下，约与额平；右掌向右侧撩挂而起，指尖向右，约与肋平。（图2-21）

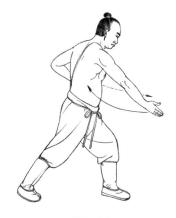

3．动作不停，左掌收抱
腰间，掌心向上；同时，右掌
经头顶上方向左前下劈，虎口
向上，掌棱向下，约与腹平。
目视右掌。（图2-22）

图2-22

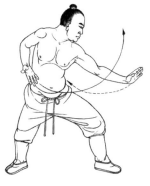

图2-23

4．身体重心右移，屈
膝蹲成左半马步；随之，右
掌拉回右腰间，掌心向上；
左掌向前切劈，约与腹平，
掌棱斜向前，指尖斜向上。
目视左掌。（图2-23）

5. 起身成左弓步，接做右式，动作与上相同，唯方向相反。（图2-24～图2-27）

上述动作左右各做12次。

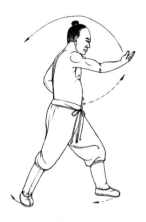

图2-24

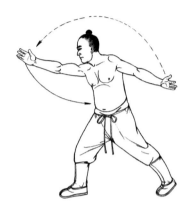

图2-25

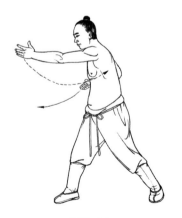

图2-26

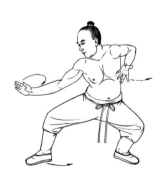

图2-27

6. 右脚稍收，开步直立；两掌下分展开，指尖斜向外下，用力伸臂，高与胯平。目视前方。（图2-28）

7. 两掌转腕，指尖向下，掌心向里，虎口向前。（图2-29）

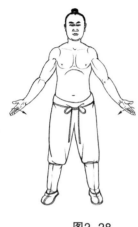

图2-28

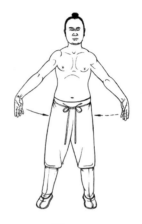

图2-29

8. 最后，两掌收贴腿侧，意守小腹，调息片刻。（图2-30）

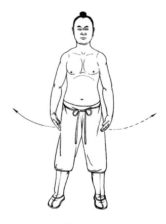

图2-30

四、赵公挥鞭

【练法分解】

1. 承接上式。两掌上划展开，指尖向外，掌心向上，用力伸臂，高与腹平。目视前方。（图2-31）

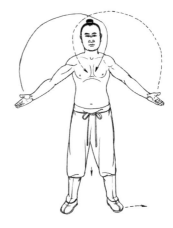

图2-31

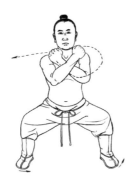

图2-32

2. 左脚横开一步，屈膝半蹲成马步；同时，两掌向上举臂于头顶交叉，继握拳下收于胸前成十字拳，左内右外，拳眼向上，拳心向里。目视前方。（图2-32）

3. 身体左转，成左弓步；同时，左拳向左后方伸臂抡甩（反背拳式），拳眼向上，高与肩平；右拳横于胸前。目视左拳。（图2-33）

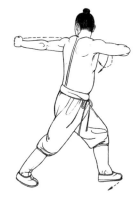

图2-33

4. 向右回身，交臂胸前；仍成马步。（图2-34）
5. 身体右转，成右弓步；同时，左拳向右后方伸臂抡甩，高与肩平；右拳横于胸前。目视右拳。（图2-35）

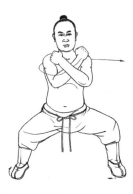

图2-34

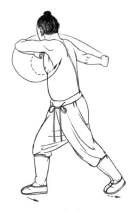

图2-35

6. 向左回身，交臂胸前；
仍成马步。（图2-36）

上述动作左右各做12次。

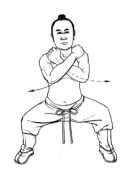

图2-36

7. 左脚内收，脚跟抬起，前脚掌虚点地面，重心移于右腿；同时，两拳变掌，伸臂分向胯侧，掌心向前，指尖向下。目视前方。（图2-37）

8. 左脚跟落地，正身直立；同时，两掌稍提。（图2-38）

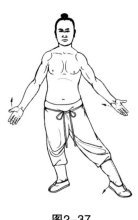
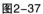

图2-37

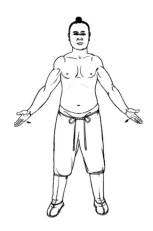

图2-38

9. 两掌转腕，指尖向下，掌心向里，虎口向前。（图2-39）

10. 最后，两掌收贴腿侧，意守小腹，调息片刻。（图2-40）

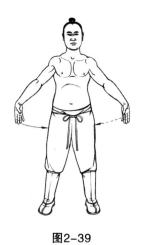

图2-39

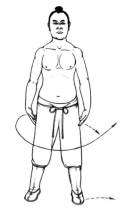

图2-40

五、纯阳开山

【练法分解】

1. 承接上式。身体左转，左脚向左跨步，成左弓步；同时，左掌按于左膝上；右掌绕膝划弧至左膝前上，掌心向上，右臂伸直。目视右掌。（图2-41）

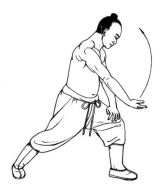

图2-41

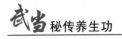

2. 右掌转腕，上提于额头左前侧，掌心向下，指尖向左。
（图2-42）

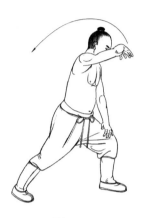

图2-42

3. 左弓步不变；上体右转，右掌向右侧劈下，掌根平肩，
虎口向上，掌棱斜向下。目视右掌。（图2-43）

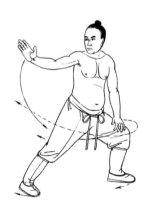

图2-43

4. 左腿蹬伸，重心移于右腿，成右弓步；同时，右掌按于右膝上；练习左劈掌，动作与上相同，唯左右相反。（图2-44～图2-46）

上述动作左右各做12次。

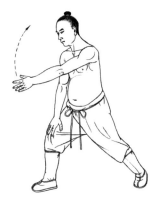

图2-44

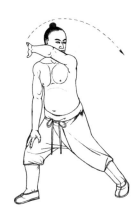

图2-45

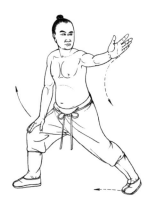

图2-46

5. 左脚稍收，开步直立；两掌下分展开，指尖斜向外下，用力伸臂，高与胯平。目视前方。（图2-47）

6. 两掌转腕，指尖向下，掌心向里，虎口向前。（图2-48）

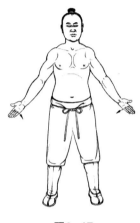

图2-47

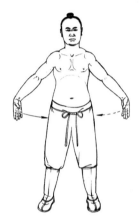

图2-48

7. 最后，两掌收贴腿侧，意守小腹，调息片刻。（图2-49）

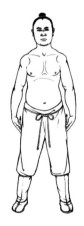

图2-49

六、踮步攥拳

【**练法分解**】

1. 承接上式。两掌屈指握拳，下垂体侧，两臂伸直，拳眼向前，拳面向下。（图2-50）

2. 重心移于左腿，缓缓屈膝下蹲；右腿屈膝，脚跟踮起，脚尖点地；同时，两拳屈臂上提，收至肋侧，拳面向下，拳眼向前。（图2-51）

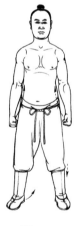

图2-50

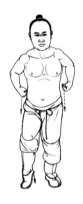

图2-51

3. 右脚跟落地，伸膝立身；同时，两拳握紧，展臂下伸体侧，肘部挺直，拳面向下。（图2-52）

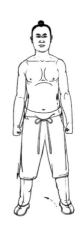

图2-52

4. 接着，练习左式，与上相同，唯左右相反。（图2-53、图2-54）

上述动作左右各做12次。

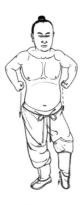

图2-53

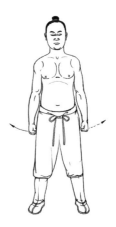

图2-54

5. 两拳变掌，下分外展，用力伸臂，高与胯平。目视前方。（图2-55）

6. 两掌转腕，指尖向下，掌心向里，虎口向前。（图2-56）

7. 最后，两掌收贴腿侧，意守小腹，调息片刻。（图2-57）

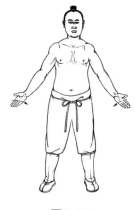

图2-55

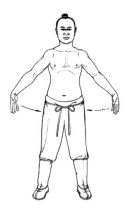

图2-56

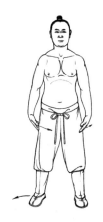

图2-57

七、倒拽走牛

【练法分解】

1.承接上式。向右转身，右脚前移半步，重心移于左腿，成右虚步；同时，右掌垂臂，移于裆前，掌心向左，指尖向下；左掌不变。目视右前下方。（图2-58）

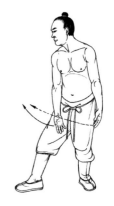

图2-58

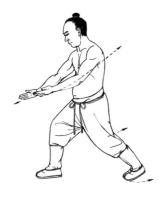

图2-59

2.左腿蹬伸，重心移于右腿，成右弓步；同时，两掌向右前伸出，高与腹平，指尖向前；左掌置于右腕内侧。（图2-59）

3.左掌握拳，屈肘向左肩
拉拽，拳面向下，拳眼向里，
肘尖约与头平；右掌握拳，向
外、向下反拽；同时左转，成
左弓步。两臂争劲；目视右
拳。（图2-60）

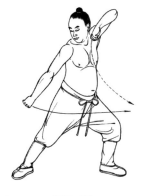

图2-60

4.接着，练习左式，与上相同，唯左右相反。（图2-61、
图2-62）

上述动作左右各做12次。

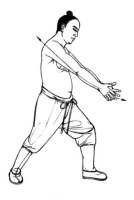

图2-61

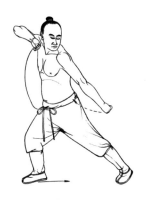

图2-62

5.右脚稍收，并步直立，上体转正；同时，两拳变掌，收抱腰间，指尖向前，掌心向上。（图2-63）

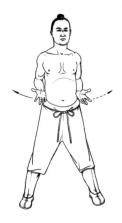

图2-63

6.两掌外分，伸臂展开，指尖斜向下，高与胯平。目视前方。（图2-64）

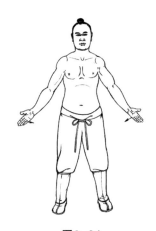

图2-64

7.两掌转腕，指尖向下，掌心向里，虎口向前。（图2-65）

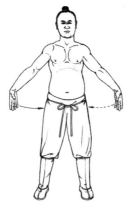

图2-65

8.最后，两掌收贴腿侧，意守小腹，调息片刻。（图2-66）

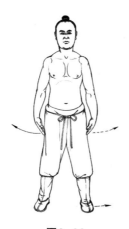

图2-66

八、盖地回环

【练法分解】

1. 左脚向外开步；同时，两掌外分，指尖斜向下，约与胯平。目视前方。（图2-67）

2. 上体前俯，头略前伸；两掌向后上划弧展臂，掌心向下，指尖向外，高与肩平。（图2-68）

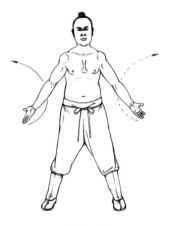

图2-67

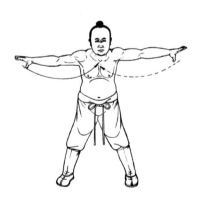

图2-68

3. 两掌向前划弧，收至胸前相交，左掌心按贴右掌背，掌心向下，虎口向里。目视掌背。（图2-69）

4. 两掌相贴向下，收抱小腹，上体愈向前俯；两腿保持挺直。昂头，目视前方。（图2-70）

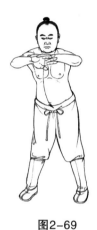

图2-69

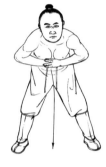

图2-70

5. 两掌向下按地，腰向下弯。目视掌背。（图2-71）

两掌再回抱小腹，继下俯按地，如此反复练习12次。

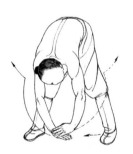

图2-71

6. 左脚内收半步，仰起上身，正身直立；两掌外分，伸臂展开，指尖斜向下，高与胯平。目视前方。（图2-72）

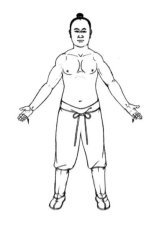

图2-72

7. 两掌转腕，指尖向下，掌心向里，虎口向前。（图2-73）

8. 最后，两掌收贴腿侧，意守小腹，调息片刻。（图2-74）

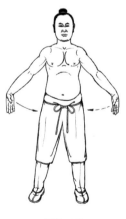

图2-73

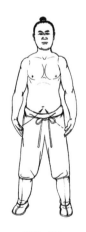

图2-74

第二章　内家通臂养生功

九、池底摸鱼

【练法分解】

1. 承接上式。两掌里合叉指，抱于小腹。（图2-75）

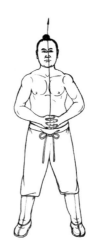

图2-75

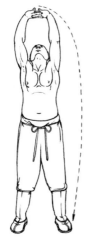

图2-76

2. 两掌翻腕，向头顶上方伸臂托举，掌心向上。仰头，目视掌背。（图2-76）

87

3.两掌伸臂向下按地于左脚前，上体前俯；两腿挺直。目视掌背。（图2-77）

4.两掌稍提，再按地于两脚中间。（图2-78）

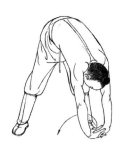

图2-77

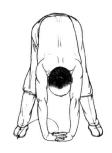

图2-78

5.两掌稍提，又按地于右脚之前。（图2-79）

6.起身直立，双掌翻转，收于腹前。（图2-80）

以上为左式。继练右式，左右连接，共练24遍。

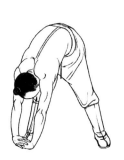

图2-79

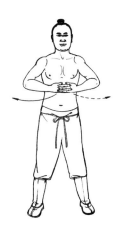

图2-80

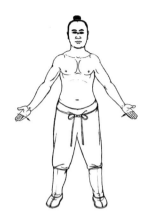

7．两掌外分，伸臂展开，指尖斜向下，高与胯平。目视前方。（图2-81）

图2-81

8．两掌转腕，指尖向下，掌心向里，虎口向前。（图2-82）

9．最后，两掌收贴腿侧，意守小腹，调息片刻。（图2-83）

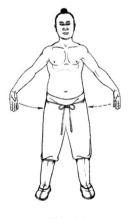

图2-82

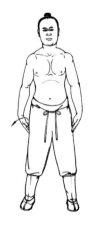

图2-83

十、左右盘旋

【练法分解】

1. 承接上式。左掌不动；右掌外翻，掌心向前，指尖向下。目视前方。（图2-84）

2. 右掌屈腕上勾，指尖向下，提至右肩前侧，虎口向后。（图2-85）

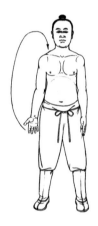

图2-84

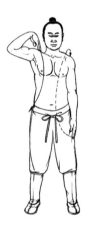

图2-85

3. 右掌经腋前反穿而下；同时，左掌向上勾提于左肩前。（图2-86、图2-87）

4. 左掌反穿；同时，右掌勾提。（图2-88）

按上面动作，练习12遍。

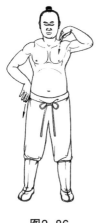

图2-86

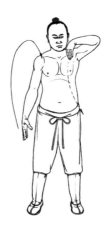

图2-87

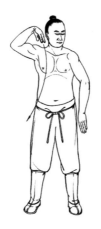

图2-88

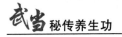

此式连绵不断，动作细腻，不易图示，读者要多加体会。

通过两手的左右起落、划弧、屈伸、旋转等，收到活手活腕、活臂活肩的练功效果，可治手臂伤痛诸症。

5. 左右练好后，两掌下穿至体侧不动，掌心向后，指尖向下。（图2-89）

6. 两掌外分，伸臂展开，指尖斜向下，高与胯平。目视前方。（图2-90）

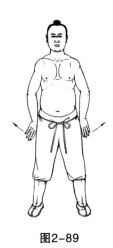

图2-89

图2-90

7.两掌转腕，指尖向下，掌心向里，虎口向前。（图2-91）

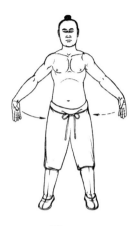

图2-91

8.最后，两掌收贴腿侧，意守小腹，调息片刻。（图2-92）

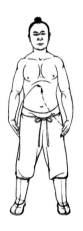

图2-92

十一、通臂擦洗

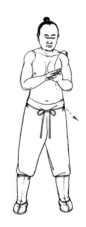

【练法分解】

1. 承接上式。两掌上收胸前，反正互搓12下。（图2-93）

图2-93

2. 左掌下伸胯侧，掌心向后；右掌按住左肩，下摩整臂，至腕。由上向下，按摩12次。（图2-94、图2-95）

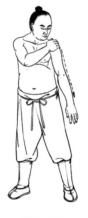

图2-94

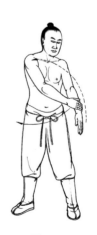

图2-95

3. 按摩右臂12次。（图2-96、图2-97）

4. 然后，两掌上收，两臂交叉，互抱肩头，随即向下按摩至肘部，由上向下12次。（图2-98、图2-99）

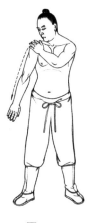
图2-96

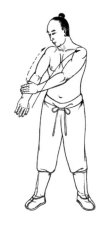
图2-97

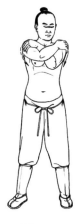
图2-98

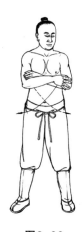
图2-99

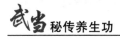

5. 以右手拇指扣捏左腕"手少阴心经"神门穴，共12次。（图2-100、图2-101）

6. 换左手拇指扣捏右腕神门穴，共12次。（图2-102）

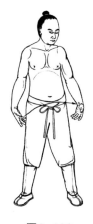

图2-100

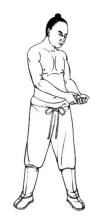

图2-101

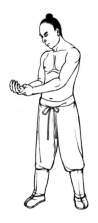

图2-102

十二、吃气养丹

【练法分解】

1. 两掌互搓36下，至发热发烫。（图2-103）

2. 抬起左掌于嘴前，用口于掌心吸气而吞之，内功谓之"吃气"，如咽东西，感觉气下小腹（丹田）。（图2-104）

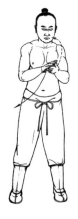

图2-103

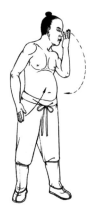

图2-104

3. 自然闭气（暂停呼气）；双掌放于小腹前，掌心向下，虎口向内，轻敲小腹。感觉内气慢慢充润小腹，以敲击12次为度。然后呼气，此为"吃气一口"。久则气聚丹田，内劲大增。（图2-105）

初练者吃气3次即可。以12次为度，不宜过多，以免气滞。

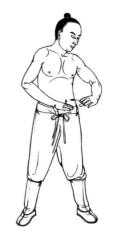

图2-105

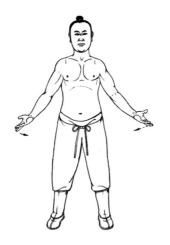

图2-106

4. 吃气练后，两掌外分，伸臂展开，指尖斜向下，高与胯平。目视前方。（图2-106）

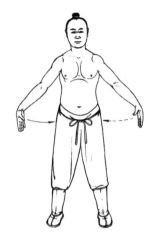

5. 两掌转腕，指尖向
下，掌心向里，虎口向前。
（图2-107）

图2-107

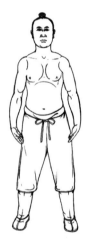

图2-108

6. 两掌垂放，意守
小腹，调息片刻，本功
收势。（图2-108）

第三章

十六段锦养生导引功

十六段锦，源自明初寿逾百岁的著名养生家冷谦。

冷谦，字启敬，道号龙阳子，善导引术，著有《修龄要旨》一书。该书分为"四时调摄""起居调摄""延年六字总诀""四季却病歌""长生一十六字诀""十六段锦法""八段锦法""导引歌诀""却病八则"九章，既有前人传承的秘诀，也有作者练功的总结。其法简便易学，行之有效，在民间广为流传，至今仍有现实意义。

《修龄要旨·十六段锦法》载："庄子曰：'吹嘘呼吸，吐故纳新，熊经鸟伸，为寿而已矣。此导引之法，养形之秘，彭祖寿考之所由也。'其法，自修养家所谈，亡虑数百端。今取其要约切当者十六条，修参之诸论，大概备矣。凡行导引，常以夜半及平旦将起之时，此时气清腹虚，行之益人。"

编者参考古籍，试行解析。本功练之，运气行血，通经利脉，疏滞解瘀，调脏养腑，既可用于日常养生，又可用于治疗疾病。正如冷谦所言："能日行一二遍，久久身轻体健，百病皆除，走及奔马，不复疲乏矣。"

【歌诀】

握固叩齿转天柱，两掌托举三焦健。

十指轻弹鸣天鼓，摇头摆尾左右转。

左右引弓箭欲射，展臂平转向后旋。

前后摆肩拳抵肋，轻捶两臂腰胯间。

左右摘星通背手，低头攀足捏下面。

两掌按地连蹲躬，凭栏依身左右看。

缓步当车壮两腿，风摆荷叶两边换。

龙行东海身逍遥，扭动两脚把劲练。

养生导引有宝典，道家秘传十六段。

一、握固叩齿转天柱

【练法分解】

1.两腿盘坐，正身竖项；两掌扶膝，指尖向下。心平气和，意守小腹，呼吸自然。目视前方。（图3-1）

注意，读者练习此功时，两腿散盘、单盘、双盘皆可。如不想盘坐，亦可坐于床边或凳上。

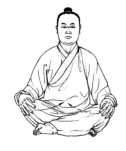

图3-1

2.两掌收至小腹前，屈指握固，拇指在上，手心向里；二目微合，叩齿36次。（图3-2）

3.松拳成掌，屈肘上举，抱住脑后。（图3-3）

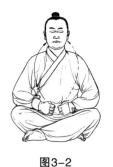

图3-2

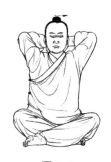

图3-3

4. 两掌抱紧，缓缓向左转头。极目向左后注视。（图3-4）

5. 头部由左向右，缓缓转动。极目向右后注视。（图3-5）

左右转头，连做24次。

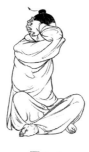

图3-4

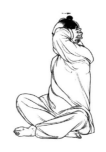

图3-5

6. 将头转正，目视正前。（图3-6）

7. 松开两掌，下收按膝；调匀呼吸。（图3-7）

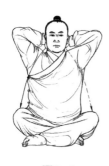

图3-6

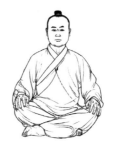

图3-7

二、两掌托举三焦健

【练法分解】

1. 盘坐；两掌提于胸前，十指交叉，掌心向里。（图3-8）

2. 双掌内转，向上托举，掌心向上，两臂伸直。目视前方。（图3-9）

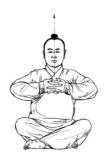

图3-8

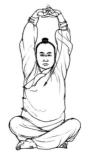

图3-9

3. 稍停片刻，两掌收回胸前，掌心向里。（图3-10）

4. 再翻掌向上托举，反复24次。最后一次伸臂上托时，下颌内收，目视小腹。（图3-11）

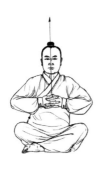

图3-10

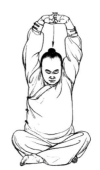

图3-11

5. 两掌下收，抱住后脑，正头竖项。目视前方。（图3-12）

6. 两肘向前内夹，掌根顺势向里挤压。（图3-13）

7. 两掌挤压24次后，松开按膝；调匀呼吸。（图3-14）

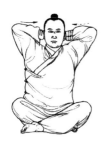
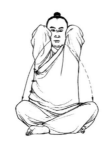
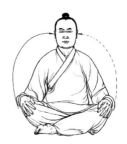

图3-12　　　　　　　图3-13　　　　　　　图3-14

三、十指轻弹鸣天鼓

【练法分解】

1. 盘坐；两掌上举，两臂屈肘，两掌心掩住两耳孔，十指贴于脑后，指尖向里。（图3-15）

2. 把食指压在中指上。（图3-16）

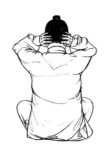
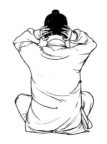

图3-15　　　　　　　　　　　图3-16

3. 两手食指同时滑落，弹击脑后，使耳内听到"咚咚"之声，如击鼓一般。（图3-17）

4. 连做24次后，两掌放下，按于两膝；调匀呼吸。（图3-18）

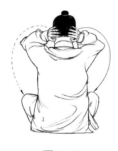

图3-17

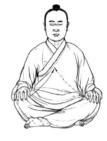

图3-18

四、摇头摆尾左右转

【练法分解】

1. 两掌上提胸前，左掌心对心口，右掌心贴住左掌背，指尖向外。（图3-19）

2. 两掌内旋，按于左膝。（图3-20）

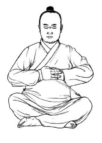

图3-19

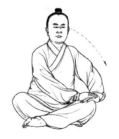

图3-20

3. 头向左膝前探俯。（图3-21）

4. 继向左、向后摇转。（图3-22）

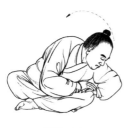

图3-21

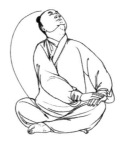

图3-22

5. 继向右、向前下弧形摇转，俯身低头至最大限度。（图3-23）

6. 抬头立身。（图3-24）

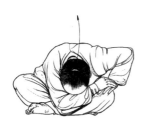

图3-23

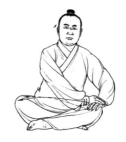

图3-24

7. 然后，右掌按右膝，左掌按右掌背上。（图3-25）

8. 头向右膝前探俯。（图3-26）

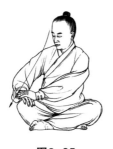

图3-25

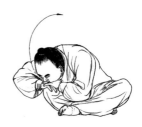

图3-26

9. 继向右、向后摇转。（图3-27）

10. 继向左、向前下弧形摇转，俯身低头至最大限度。（图3-28）

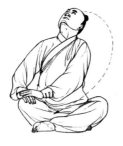

图3-27

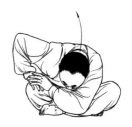

图3-28

11. 然后，抬头立身。（图3-29）

12. 连做24次后，右掌按右膝不变，移左掌按于左膝；调匀呼吸。（图3-30）

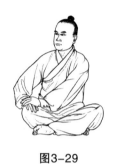

图3-29

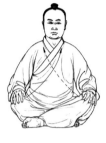

图3-30

五、左右引弓箭欲射

【练法分解】

1. 盘坐；两掌上收胸前，两腕交叉，左内右外，掌心向里，指尖斜向上。目视前方。（图3-31）

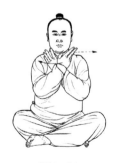

图3-31

2. 右手引掌至右肩前，五指稍屈，虎口向上，掌心对肩，右肘抬起平肩；同时，左掌内旋，向左肩前伸臂推掌，掌心向前，指尖向上，掌根平肩，直至臂直。如引弓射箭，稍停片刻。（图3–32）

3. 两掌收胸，两腕交叉，右内左外，掌心向里，指尖斜向上。（图3–33）

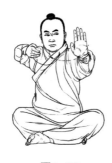 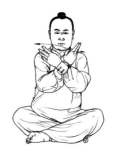

图3–32　　　　　　　　　　　图3–33

4. 继做右引弓式，与上练法相同。（图3–34、图3–35）

左右相连，练习24次。

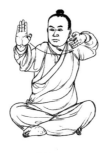 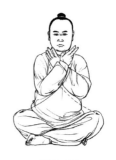

图3–34　　　　　　　　　　　图3–35

5. 两掌按膝；调匀呼吸。
（图3-36）

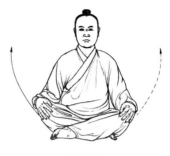

图3-36

六、展臂平转向后旋

【练法分解】

1. 盘坐；两掌展臂，左右伸开，指尖向外，掌心向上，高与肩平。（图3-37）

2. 以腰为轴，上身缓缓左转，至极限为度。二目极力向左后注视。（图3-38）

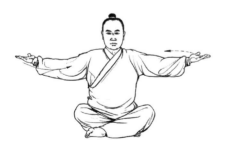

图3-37

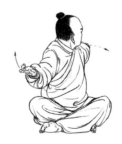

图3-38

111

3. 缓缓回转至正。（图3-39）

4. 接着，以腰为轴，上身缓缓右转，至极限为度。二目极力向右后注视。（图3-40）

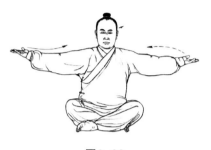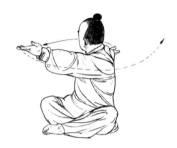

图3-39　　　　　　　　　　图3-40

5. 缓缓回转至正。（图3-41）

左右相连，练习24次。

6. 两掌按膝；调匀呼吸。（图3-42）

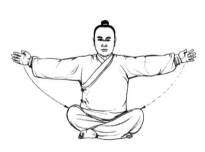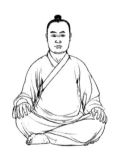

图3-41　　　　　　　　　　图3-42

七、前后摆肩拳抵肋

【练法分解】

1. 两掌握拳，上收腋下，拳面抵肋，拳背向前，肘尖外张，目视前方。（图3-43）

2. 左肩前摆；右肩后摆。（图3-44）

3. 左肩后摆；右肩前摆。（图3-45）

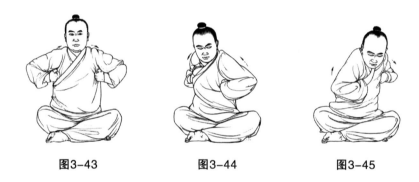

图3-43　　　　　　图3-44　　　　　　图3-45

4. 两肩前后摆动，循环划圆，连做24次，还原。（图3-46）

5. 两拳下落，松指成掌，分按两膝；调匀呼吸。（图3-47）

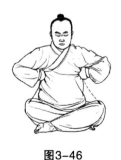
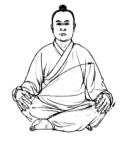

图3-46　　　　　　　　　图3-47

八、轻捶两臂腰胯间

【练法分解】

1. 左掌屈指握拳，左臂下垂；右手握拳，由左肩向下轻缓捶臂，至腕即止。（图3-48）

2. 然后，右臂下垂，左拳由右肩轻捶至腕。（图3-49）

左右相连，捶击24遍。

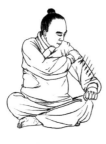

图3-48

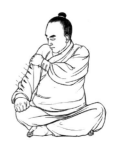

图3-49

3. 两手握拳，转到背后，向下轻缓捶击腰部，至臀即止。（图3-50、图3-51）

连做24遍。

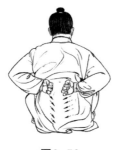

图3-50

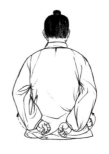

图3-51

4.两拳变掌，收按膝上；调
匀呼吸。（图3-52）

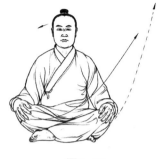

图3-52

九、左右摘星通背手

【练法分解】

1.盘坐；两掌一起向左斜上方（约45°）缓缓插伸，指尖斜
向上，掌心遥遥相对，左臂伸直，右臂稍弯；上身略向右倾。目
视两掌。（图3-53）

2.两掌下收胸前，两掌心向下，指尖相对，两肘平肩；身
体转正。目视前方。（图3-54）

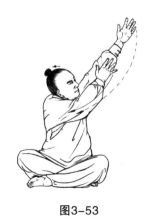

图3-53

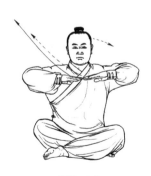

图3-54

3. 接着，两掌向右斜上方缓缓伸插；上身略向左倾。于本式第1动相同，方向相反。（图3-55）

左右相连，练习24次。

4. 两掌下落，按于两膝；调匀呼吸。（图3-56）

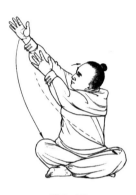

图3-55

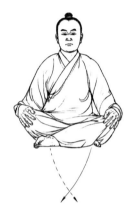

图3-56

十、低头攀足捏下面

【练法分解】

1. 由盘坐两腿向前伸直，两脚相并，脚尖向上；两掌按于大腿，指尖相对，肘尖外张。目视前方。（图3-57）

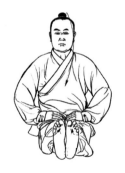

图3-57

2. 低头，上身前屈；两手前攀两前脚掌。连做12次。（图3-58）

3. 右手扳住左前脚掌，将左脚踝放在右大腿上；左掌按左小腿。（图3-59）

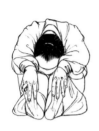

图3-58

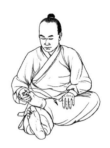

图3-59

4. 然后，右手与左手一起捏揉左小腿。（图3-60）

5. 放开左腿，将右脚放在左大腿上；两手捏揉右小腿。（图3-61）

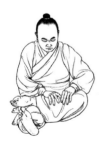

图3-60

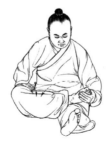

图3-61

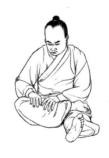

图3-61附图

十一、两掌按地连蹲躬

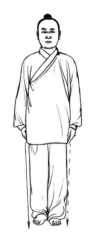

【练法分解】

1.两腿并步，正身直立；两掌垂于体侧。目视前方。（图3-62）

图3-62

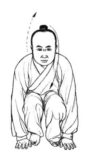

图3-63

2.两腿屈膝下蹲，上身下缩，臀部下沉；两掌下落，向前按地。（图3-63）

3. 上身前俯，用力蹬腿，臀部翘起；同时，背部用力上挺，两腿、两臂挺直。目视地面。（图3-64）

4. 全身放松，屈膝下蹲，上身下缩。（图3-65）

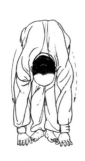

图3-64

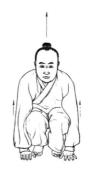

图3-65

5. 反复12次后，蹬腿立身，两掌垂放；调匀呼吸。（图3-66）

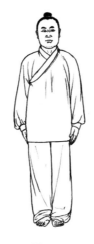

图3-66

十二、凭栏依身左右看

【练法分解】

1. 正身站立，头微后仰；两手向后撑按桌棱或抓握横木等物。（图3-67）

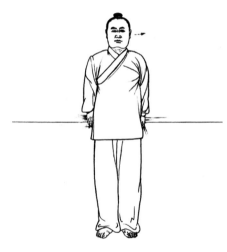

图3-67

2. 上身缓缓向左扭转；同时，两目尽量向左后看。（图3-68）

3. 接着，上身缓缓向右扭转；两目尽量向右后看。（图3-69）

左右连续，练习24次。

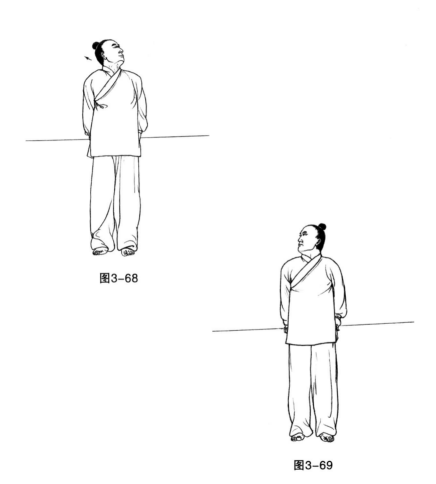

图3-68

图3-69

十三、缓步当车壮两腿

【练法分解】

1.自然站立；两臂下垂，两手握固，手心向内。（图3-70）

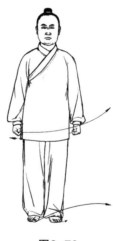

图3-70

2. 身体左转，左脚尖外撇，右脚向左前迈；右拳向左前摆，左拳向左后摆。目视前方。（图3-71）

3. 右脚踏地，左脚随之前迈；左拳前摆，右拳后摆。（图3-72）

缓步前行，连走24步。

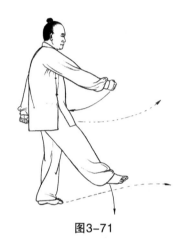

图3-71

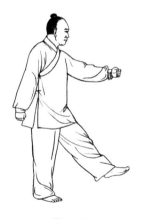

图3-72

123

十四、风摆荷叶两边换

【练法分解】

1. 两脚开步，与肩同宽，正身直立；两手伸在腰后，左手握右手，掌心相对，置于命门穴部。（图3-73）

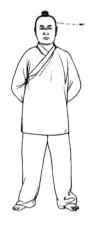

图3-73

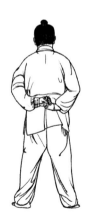

图3-73附图

2.腰部用力，上身前屈，向左、向后、向右、向前摇转一周。（图3-74～图3-77）

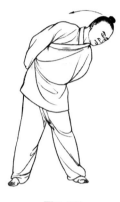

图3-74

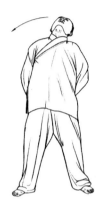

图3-75

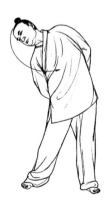

图3-76

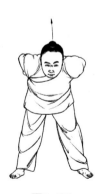

图3-77

3. 抬头挺身还原，开步立身。（图3-78）

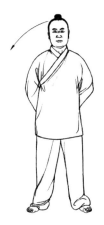

图3-78

4. 然后，向右、向后、向左、向前摇转一周。（图3-79~图3-83）

左右摇转，共做24次。

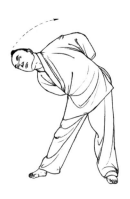

图3-79

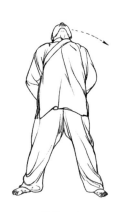

图3-80

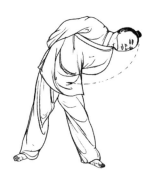

图3-81

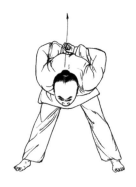

图3-82

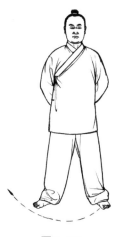

图3-83

十五、龙行东海身逍遥

【练法分解】

1. 两手伸在腰后，左手握右手，掌心相对，置于命门；左脚向右迈出一步，两腿成交叉式。两目平视。（图3-84）

2. 接着，右脚绕过左脚，向左外侧迈步，两腿成交叉式。（图3-85）

两脚交替，向前换步而行，行走24步。

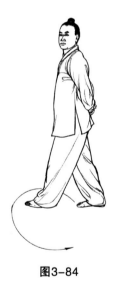

图3-84

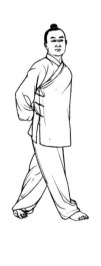

图3-85

十六、扭动两脚把劲练

【练法分解】

1. 由盘坐两腿向前伸直，两脚相并，脚尖向上；两掌相抱小腹，指尖向外，右掌心贴住左掌背。目视前方。（图3-86）

2. 两脚跟用力，尽量外分，大脚趾相接不脱。（图3-87）

3. 然后，两脚尖用力，尽量外分；两脚跟里合相接。（图3-88）

反复练习24次。

4. 收脚盘坐；两手握固，置于小腹，手心向里；两目微闭，意守小腹，调息6分钟。练后即可收功。（图3-89）

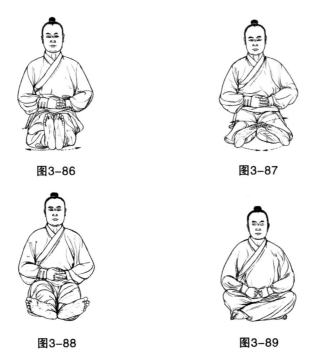

图3-86

图3-87

图3-88

图3-89

129

第四章

道家小劳养生功

陈寿《三国志魏书华佗传》载："华佗语普曰：人体欲得劳动，但不当使极耳。动摇则谷气得消，血脉流通，病不得生。譬如户枢，终不朽也。"

唐代著名医家孙思邈（妙应真人）《备急千金要方道林养性第二》载："养性之道，常欲小劳，但莫大疲及强所不能堪耳。且流水不腐，户枢不蠹，以其运动故也。"

宋代养生家蒲虔贯《保生要录调肢体门》载："养生者，形要小劳，无至大疲。故水流则清，滞则污。养生之人，欲血脉常行，如水之流。坐不欲至倦，行不欲至劳。频行不已，然宜稍缓，即是小劳之术也。"

"常欲小劳，但莫大疲"，这是古人对我们的养生告诫。要想身体健康，对"小劳之术"要重视起来。不要不练功，"凡身体不可太逸，太逸则血气不畅，最易生疾"。要经常练功，却不要过于练功，要把握好练功之度。

　　本章鉴此，依据相关古谱，参合道家导引，推陈出新。本功仅十二式，简练实用，多为盘坐，可在睡前或醒后于床上练习，能舒筋顺气，驱疲除滞，提神醒脑，有益身心。正如蒲虔贯所言："事闲随意为之，各十数遍而已。每日频行，必身轻目明，筋脉调畅，饮食易消，无所壅滞。体中不佳，按法为之即解。"

一、按髀扭身

【练法分解】

1. 两腿盘坐（散盘、单盘、双盘皆可，在于练者选用）；两掌扶按大腿，指尖向里，上身正直；全身放松，心平气和，呼吸自然。目视前方。（图4-1）

2. 头颈带动上体，缓缓向左扭转，至极限为度。目视左后。（图4-2）

3. 头颈缓缓向右扭转，至极限为度。目视右后。（图4-3）

按上述动作，左右共转12次。

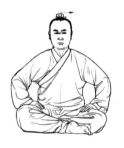

图4-1

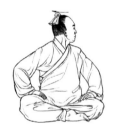

图4-2

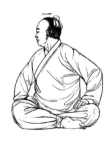

图4-3

二、捻髀扭肩

【练法分解】

1. 两腿盘坐；两掌扶按大腿。（图4-4）

2. 两手抓紧两腿；左肩前扭，右肩后扭。（图4-5）

3. 随之，左肩后扭，右肩前扭。（图4-6）

按上述动作，左右扭肩，循环摇转，共12次。

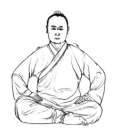

图4-4

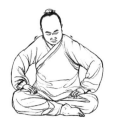

图4-5

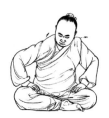

图4-6

三、抱头扭腰

【练法分解】

1. 两腿盘坐；两掌扶按大腿。（图4-7）

2. 两掌上举，十指交叉，抱住头后，两肘外张。（图4-8）

3. 两臂带动头部缓缓左转，同时腰向左扭，至极限为度。目视左方。（图4-9）

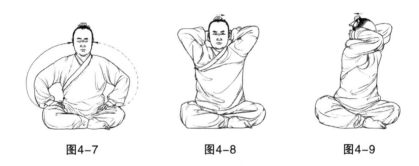

图4-7　　　　　　图4-8　　　　　　图4-9

4. 随后，头与腰缓缓向右扭转，至极限为度。目视右方。（图4-10）

5. 左右扭转共12次后，头部回正，做深呼吸3次。（图4-11）

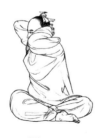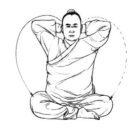

图4-10　　　　　　　　图4-11

四、左右摇头

【练法分解】

1. 两腿盘坐；两掌扶按两膝。目视前方。（图4-12）
2. 头缓缓向左摇转。目视左方。（图4-13）
3. 接着，头向右缓缓摇转。目视右方。（图4-14）
4. 左右共摇转12次后，头部回正，做深呼吸3次。（图4-15）

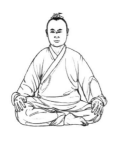

图4-12

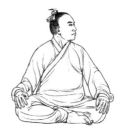

图4-13

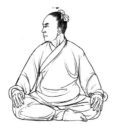

图4-14

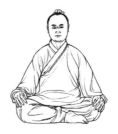

图4-15

五、抱头托膝

【练法分解】

1. 坐下，左腿屈膝，左手托住左膝弯；右手抱住脑后。
（图4-16）

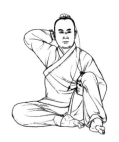

图4-16

2. 接着，左手托膝，向上提起；右手抱头，向前折身。
（图4-17）

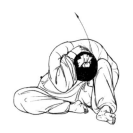

图4-17

3. 然后，换练右式。（图4-18～图4-21）

按上述动作，左右共练12次。

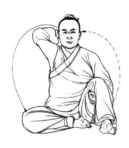

图4-18

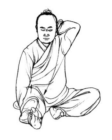

图4-19

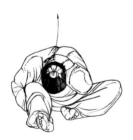

图4-20

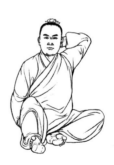

图4-21

六、托腮举头

【练法分解】

1. 两腿盘坐；两掌托住腮部，小臂相贴，食、中二指夹住耳垂。（图4-22）

2. 两掌根用力，缓缓上推下巴，使头面上仰，至极限为度。目视后上。（图4-23）

3. 稍停，缓缓复正。（图4-24）

按上述动作，反复12次。

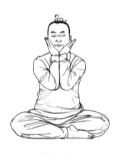

图4-22

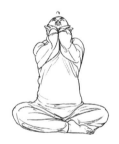

图4-23

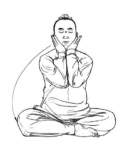

图4-24

七、扳腿提膝

【练法分解】

1. 盘坐；左掌托住左腮；右掌托住右膝弯。（图4-25）

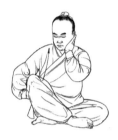

图4-25

2. 右手上扳右腿，左手下扒左腮，缓缓用力使右膝靠近右腮。（图4-26）

如此连续练习6次。

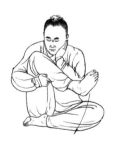

图4-26

3. 换扳左腿6次。（图4-27～图4-30）

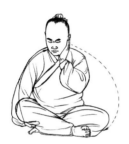

图4-27

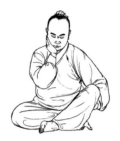

图4-28

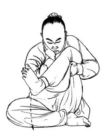

图4-29

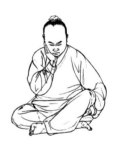

图4-30

八、揉摩两臂

【练法分解】

1. 两腿盘坐；两掌按于膝上。（图4-31）
2. 左掌换位，探按右膝；右掌挽引左肘。（图4-32）
3. 右掌沿左前臂揉摩，至左掌背，两掌相叠。（图4-33）

练习6遍。

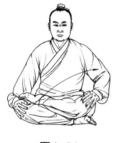

图4-31

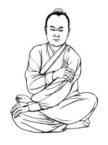

图4-32

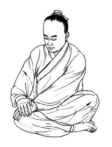

图4-33

4．然后，练习左掌揉摩右臂，方法同上，也练6遍。（图4-34、图4-35）

5．两掌回按两膝。（图4-36）

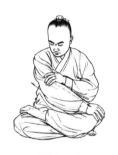
图4-34

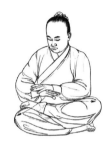
图4-35

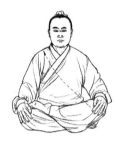
图4-36

九、左右摩肩

【练法分解】

1．两腿盘坐；右掌按膝不变；左掌按住右肩，五指用力揉捏6次。（图4-37）

2．放下左掌，按于左膝；右掌用力揉捏左肩6次。（图4-38）

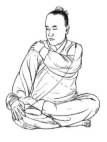
图4-37

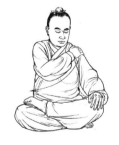
图4-38

十、左右虚筑

【练法分解】

1. 两腿盘坐；两手握拳，收抱腰间，拳心向上。（图4-39）

2. 右拳不变；左拳向左侧冲出，高与肩平，拳心向下，拳面向左。头向左转，目视左拳。（图4-40）

3. 左拳收腰；右拳向右侧冲出，高与肩平。目视右拳。（图4-41）

按上述动作，左右连环，共冲12次。

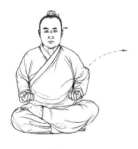
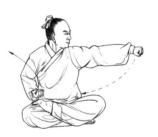

图4-39　　　　　　　　　　图4-40

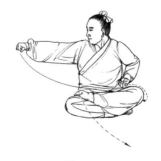

图4-41

十一、推捺腿胫

【练法分解】

1. 右腿勾屈，左脚伸出；两手兜住左膝弯，拇指在上。（图4-42）

2. 两手大拇指用力，向下推捺左小腿上部，至踝关节，反复6次。（图4-43）

3. 然后，推捺右小腿，方法同上，也练6次。（图4-44、图4-45）

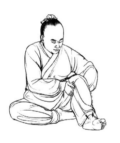

图4-42

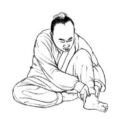

图4-43

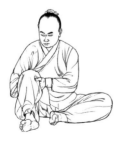

图4-44

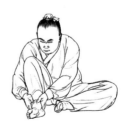

图4-45

十二、虎踞扭肩

【练法分解】

1. 趴下，两掌按地；左腿屈膝于胸前，右腿在后跪地，两脚跟抬起。昂首前视。（图4-46）

2. 头颈左转，目视左后；同时，扭肩助力，左肩后扭，右肩前扭。（图4-47）

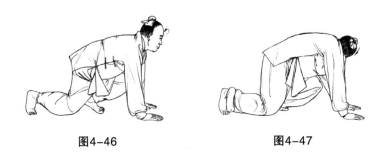

图4-46　　　　　　　　　　图4-47

3. 然后，头颈右转，目视右后；同时，右肩后扭，左肩前扭。（图4-48）

按上述动作，左右共做12次。

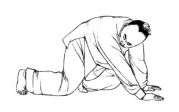

图4-48

4. 到此功毕，练好即收。

【附《保生要录》（宋·蒲虔贯）节选】

【序】

尝闻松有千岁之固，雪无一时之坚。若植松于腐壤，不期月而必蠹；藏雪于阴山，虽累年而不消。违其性，则坚者脆，顺其理，则促者延，物情既尔，人理岂殊！然则，所谓调摄之术者，又可忽乎！

臣窃览前人所撰保生之书，往往拘忌太多，节目太繁，行者难之。在于崇贵，尤不易为。臣少也多病，留心养生，研究既久，编次始就，其术简易，乘闲可行。

先欲固其正气，次欲调其肢体。至于衣服居处，药饵之方，蔬果禽鱼之性，有益者必录，无补者不书。古方有误者重明，俗用或乖者必正，目之曰《保生要录》。虽无裨于闻道，粗有资于卫生。冒昧上献，曷胜战栗。

——蒲虔贯（注：蒲官职为"司议郎"）谨序

【调肢体门】

养生者，形要小劳，勿至大疲。故水流则清，滞则污。养生之人，欲血脉常行，如水之流。坐不欲至倦，行不欲至劳。频行不已，然宜稍缓，即是小劳之术也。

故手足欲时其屈伸，两臂欲左挽、右挽，如挽弓法；或两手双拓，如拓石法；或双拳筑空；或手臂左右、前后轻摆；或头项左右顾；或腰胯左右转，时俯时仰；或两手相捉，细细捩，如洗手法；或两手掌相摩令热，掩目摩面。

事闲随意为之，各十数遍而已。每日频行，必身轻目明，筋脉调畅，饮食易消，无所壅滞。体中不佳，按法为之即解。

旧导引方太繁，崇贵之人不易为也。今此术不择时节，亦无度数，乘闲便作，而见效且速。

夫人夜卧，欲自以手摩四肢、胸腹十数过，名曰干浴。

卧欲侧而屈膝，益气力。

常时浊唾则吐，清津则咽。常以舌拄上腭，聚清津而咽，润五藏，悦肌肤，令人长寿不老。《黄庭经》曰：口为玉池太和官，嗽咽灵液灾不干。又曰：闭口屈舌食胎津，使我遂炼获飞仙（积功勤诚之所致也）。

频叩齿，令齿牢，又辟恶。

夫人春时、暑月，欲得晚眠、早起；秋欲早眠、早起；冬欲早眠、晏起。早不宜在鹦鸣前，晚不宜在日出后。热时欲舒畅，寒月欲收密。此合四气之宜，保身益寿之道也。

第五章

圣真秘传长生功

　　明代养生家周履靖(梅颠道人)，编印了《赤凤髓》一书，收录了很多"遵生"之功。书前有序曰："气之在人也，周行于五脏六腑、百骸九窍之间，导而引之，小可却疾，大可长年。故吹嘘呼吸、熊经鸟伸，推而行之，效五禽之戏；廓而散之，如户枢运转，至不可胜穷其术。"

　　《赤凤髓》共三卷，其卷二载有"圣真秘传四十六

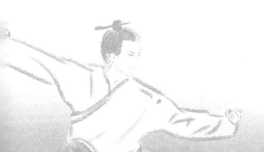

长生图诀"。此功"以导引名，谓逆者，顺之；促者，舒之；邪者，正之；沮洳者，融液之；骀荡者，和济之"，乃"摄生之要旨，消虑之玄诀"，"学之，意境辽远，有如神授；习之，道境高妙，如练仙功，令人心醉"。

今参照周氏刻本，试加解析，推陈出新，推广健身。

一、偃佺握飞行逐走马

【练法试析】

1. 并步正身直立，两掌垂于体侧，呼吸自然。目视前方。（图5-1）

2. 左脚向左横开一步，两脚间距略宽于肩；两掌缓缓向左右端起，高与肩平，两肘略屈，掌心向上。（图5-2）

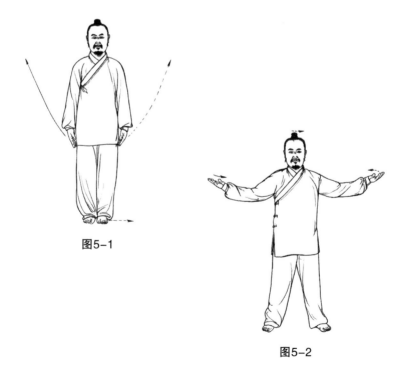

图5-1

图5-2

3. 两掌不动，头部缓缓向左扭转，目视左方；同时，做深呼吸9次。（图5-3）

4. 然后，头向右扭，目视右方；做深呼吸9次。（图5-4）

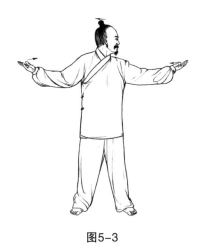
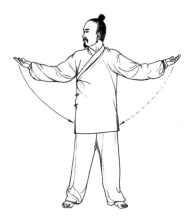

图5-3　　　　　　　　　　图5-4

5. 两掌下落，垂于体侧；调匀呼吸。（图5-5）

注：

本功原谱各式，皆冠名有道教神仙与历代高士，如偓佺、彭祖、接舆等，这些仙士，传说奇异。相关资料，读者自行查阅。

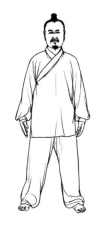

图5-5

二、彭祖观井

【练法试析】

1. 两脚开步，间距略宽于肩；两掌垂于体侧，呼吸自然。目视前方。（图5-6）

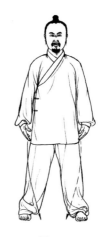

图5-6

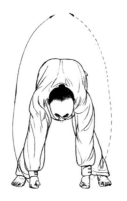

图5-7

2. 上身前俯，两掌变拳，拳面拄地，拳眼向前，两臂伸直；两膝挺直。目视地面。（图5-7）

3．以鼻深吸一口气，上体缓缓立起；同时，两拳从身体两侧缓缓向上伸举，拳心相对，拳面向上。目视前方。（图5-8）

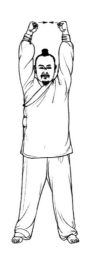

图5-8

4．两拳伸指转腕，使掌心向上，指尖相对。待上身完全挺直后，用嘴微微吐气3～4次，鼻吸口吐。（图5-9）

5．两掌下落，垂于体侧；调匀呼吸。（图5-10）

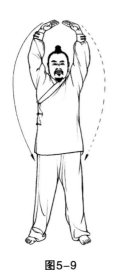

图5-9

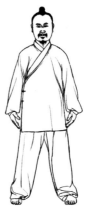

图5-10

三、接舆狂歌

【练法试析】

1. 站于墙侧，右手扶墙，
左手垂于体侧。（图5-11）

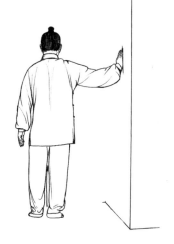

图5-11

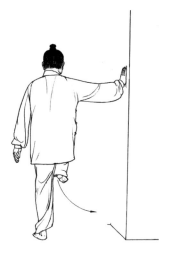

图5-12

2. 右腿屈膝提起，左腿
独立。（图5-12）

3.右脚向前下蹬出，脚尖向上勾紧。（图5-13）

4.右脚后缩，屈膝提起（图5-14）

练习18次。

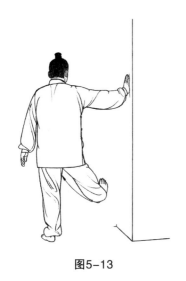

图5-13

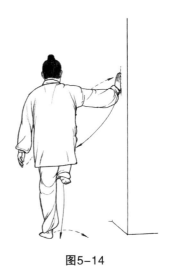

图5-14

5.随后右脚落地，右掌下落，体向右转；左脚向右一步，左掌扶墙。（图5-15）

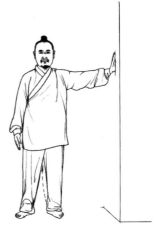

图5-15

6. 再做左腿屈伸动作，踢法与右腿相同，唯方向相反。也练18次。（图5-16～图5-18）

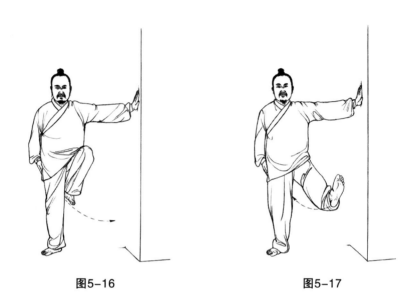

图5-16   图5-17

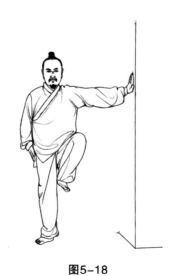

图5-18

四、东华帝君倚杖

【练法试析】

1. 开步站立，比肩稍宽；右手扶按手杖；左手握拳，垂于体侧，拳面向下，拳眼向前，肘部略屈。目视前方。（图5-19）

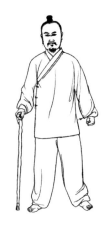

图5-19

2. 向左缓缓扭腰，继向右缓缓扭腰；同时，深呼吸。左右相连，共扭18次。（图5-20、图5-21）

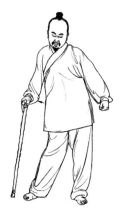

图5-20

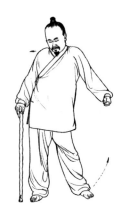

图5-21

3. 接着，提起左腿，前后摆动12次；右腿独立，保持稳定。（图5-22、图5-23）

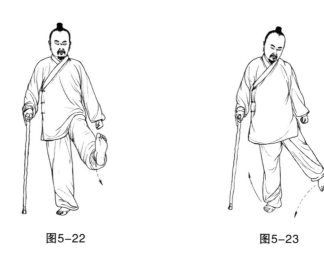

图5-22　　　　　　　　图5-23

4. 放下左脚；提起右腿，前后摆动12次。（图5-24、图5-25）

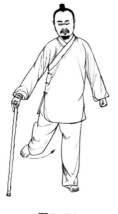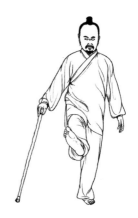

图5-24　　　　　　　　图5-25

五、许旌阳飞剑斩妖

【练法试析】

1. 两脚稍开，伸膝而立；两掌垂于体侧，呼吸自然。目视前方。（图5-26）

2. 左掌后收，掌背贴于腰后（约命门穴部），指尖向右；同时，右掌向上伸臂举起，掌心向上，指尖向左。（图5-27）

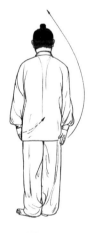

图5-26

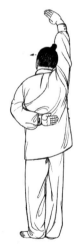

图5-27

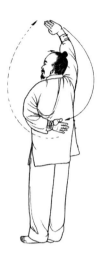

3. 上体向左扭转；目视左方。随即停住，鼻呼鼻吸，做9次深呼吸。（图5-28）

图5-28

4. 头部转正，右掌下落，掌背贴于腰后；同时，左掌伸臂上举，掌心向上。（图5-29）

5. 上体向右扭转；目视右方。随即停住，以鼻深呼吸9次。（图5-30）

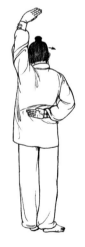

图5-29

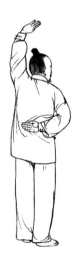

图5-30

六、故妪拜文宾

【练法试析】

1. 两脚开立，比肩稍宽；两掌垂于体侧，呼吸自然。目视前方。（图5-31）

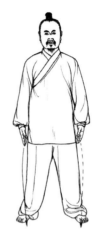

图5-31

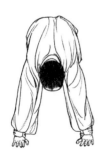

图5-32

2. 上身前屈，两膝挺直；两臂下垂伸开，两掌在脚尖前按地，指尖向前。随即停住，做深呼吸24次。（图5-32）

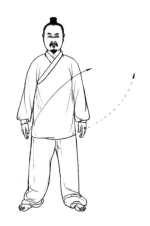

七、吕纯阳行气

【**练法试析**】

1. 两脚开立，比肩稍宽；
两掌垂于体侧，呼吸自然。目视
前方。（图5-33）

图5-33

2. 左掌向左前斜伸而出，略低于肩，掌心向下，指尖向
前；同时，右掌抓住左大臂上侧。随即停住，做深呼吸22次。
（图5-34）

3. 右掌向右前斜伸而出，略低于肩，掌心向下；同时，左
掌抓右臂。然后停住，做深呼吸22次。（图5-35）

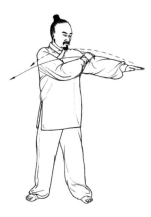

图5-34

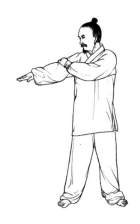

图5-35

八、邳子入山寻犬

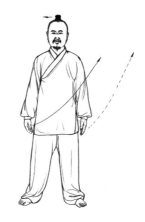

【练法试析】

1. 两脚开立，比肩稍宽；两掌垂于体侧，呼吸自然。目视前方。（图5-36）

图5-36

2. 两掌向左侧举，左臂伸直，右臂弯曲，右掌置于左肩前方，两掌心向下，指尖向左；同时，头向右转，目视右方。随即停住，做深呼吸24次。（图5-37）

3. 两掌向右侧举，与本式第2动姿势相同，方向相反；做深呼吸24次。（图5-38）

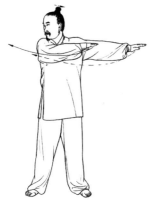

图5-37

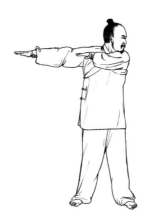

图5-38

九、伊道玄望空设拜

1. 小开步站立，两脚尖外摆，成八字式；两掌垂于体侧，呼吸自然。目视前方。（图5-39）

2. 两掌收抱于小腹前，右掌按左掌，掌心向内，指尖相对；然后低头，下颌触胸。随即停住，做深呼吸17次。（图5-40）

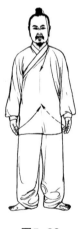

图5-39

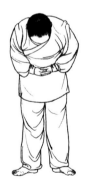

图5-40

十、许碏插花满头

【练法试析】

1. 两脚开立，比肩稍宽；两掌垂于体侧，呼吸自然。目视前方。（图5-41）

2. 两掌上举，两臂伸直，指尖向后，掌心向上；同时，两脚跟提起，前脚掌撑地，身体伸拔。随即停住，做深呼吸9次。（图5-42）

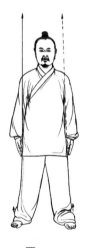

图5-41

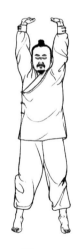

图5-42

十一、刘海戏蟾

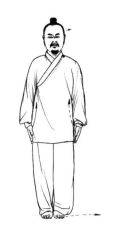

【练法试析】

1．两脚并立；两掌垂于体侧，呼吸自然。目视前方。（图5-43）

图5-43

2．两掌握拳上收，拳面抵肋，拳心向后；同时，身体左转，左脚向前跨出一步，前脚掌点地。随即停住，做深呼吸12次。（图5-44）

3．左脚跟落地；右脚向前跨出一步，前脚掌点地；随即停住，做深呼吸12次。（图5-45）

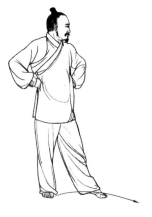

图5-44

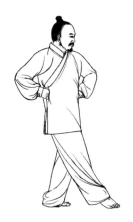

图5-45

十二、蓝采和行歌城市

【练法试析】

1. 两脚开立，比肩稍宽；两掌垂于体侧，呼吸自然。目视前方。（图5-46）

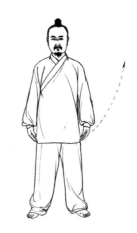

图5-46

2. 左掌向左缓缓伸开，高与肩平，掌心向上，指尖向外；头向左转，目视左掌；同时，以意引气，感觉气贯左掌。（图5-47）

3. 接着，左掌下落体侧；右掌向右缓缓伸开，高与肩平，掌心向上，目视左掌；同时，以意引气，感觉气贯右掌。（图5-48）

左右连环，伸掌贯气12次。

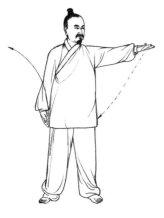

图5-47

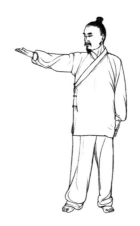

图5-48

167

十三、子英捕鱼

【练法试析】

1. 右脚向右盖步，两腿成交叉式站立；两臂于腹前交叉，左内右外，掌背向上，指尖向外。目视前方。（图5-49）

2. 头左转，目视左方。随即停住，做深呼吸12次。（图5-50）

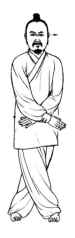

图5-49

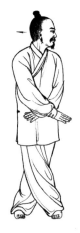

图5-50

3. 头右转，目视右方。
随即停住，做深呼吸12次。
（图5-51）

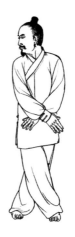

图5-51

十四、黄石公受履

【练法试析】

平坐，两腿向前伸直，脚跟相并，脚尖向上；两掌按于大腿
上，指尖相对，做深呼吸12次。（图5-52）

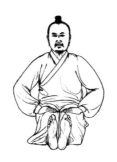

图5-52

十五、啸父市上补履

【练法试析】

1. 平坐，两腿向前伸直；两掌抱小腹，右掌压左掌，掌心向内。目视前方。（图5-53）

2. 两手攀住左脚，右手拇指掐住涌泉穴；目视左脚。保持姿势，做深呼吸3次。（图5-54）

3. 放伸左腿；两手攀住右脚，左手拇指掐涌泉穴；目视左脚。保持姿势，做深呼吸3次。（图5-55）

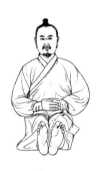

图5-53

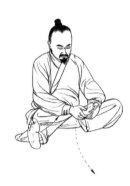

图5-54

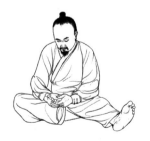

图5-55

十六、山图折脚

【练法试析】

1. 平坐，两腿向前伸直，脚跟相并，脚尖向上；两掌抱于小腹。目视前方。（图5-56）

2. 上身前屈，两手从外侧攀住两脚前脚掌，两腿、两臂伸直。不动，做深呼吸9次。（图5-57）

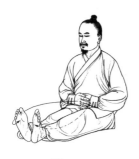

图5-56

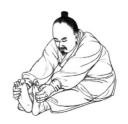

图5-57

十七、魏伯阳谈道

【练法试析】

1. 平坐，右腿向前伸直，左腿屈膝，左脚掌贴靠右膝内侧；两掌抱于小腹，呼吸自然。（图5-58）

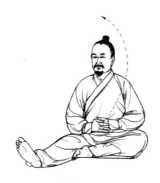

图5-58

2. 左掌向头部左上方推举，掌心向上，指尖向后；右掌按摩小腹；同时，做深呼吸12次。（图5-59）

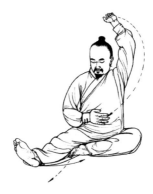

图5-59

3. 左腿前伸，右脚内收于左膝内侧；左掌下收，两掌贴抱小腹；调匀呼吸。（图5-60）

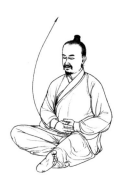

图5-60

4. 右掌向头部右上方推举，掌心向上，指尖向后；左掌按摩小腹；同时，做深呼吸12次。（图5-61）

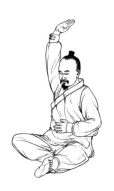

图5-61

十八、负局先生磨镜

【练法试析】

1. 平坐，两腿向前伸直；两手握拳，两臂前伸，高与肩平，拳面向前，拳心向下。（图5-62）

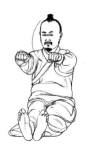

图5-62

2. 上身前屈，低头含颌，目视小腹；做深呼吸12次。（图5-63）

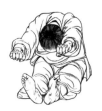

图5-63

十九、曹国舅抚云阳板

【练法试析】

1. 坐于垫上，左腿屈膝，右腿向右前伸直；两掌抱于小腹，右掌在外。目视前方。（图5-64）

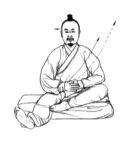

图5-64

2. 两掌屈指握拳，向左上举起，两拳眼向上，右臂弯曲，右拳置于左肩前；左拳过顶，左臂伸直；同时，头向右转，目视右方。保持姿势，做深呼吸24次。（图5-65）

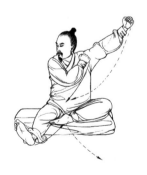

图5-65

3. 收屈右腿，左腿向左前伸直；同时，两拳变掌下收，抱于小腹，头部转正；调匀呼吸。（图5-66）

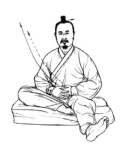

图5-66

4. 两掌屈指握拳，再向右上举起，与本式第2动动作相同，方向相反，做深呼吸24次。（图5-67）

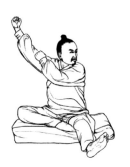

图5-67

二十、陵阳子明垂钓

【练法试析】

1.平坐，两腿向前伸直；两掌抱于小腹，左掌在外。目视右侧前方。（图5-68）

2.头转向前；两掌向前用力推出，掌根平肩，指尖向上，掌心向前。目视两掌。（图5-69）

3.两腿屈膝内收，两脚掌内侧相并；同时，两掌收抱小腹；以鼻深吸气。目视右下。（图5-70）

4.两腿向前伸直；头向右转，目视右方；同时，向前推掌，以鼻长呼气。（图5-71）

一伸一收，一呼一吸，反复深吸长呼，共练19遍。

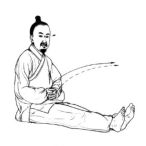

图5-68

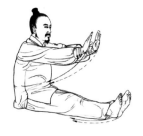

图5-69

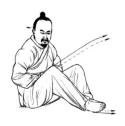

图5-70

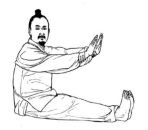

图5-71

二十一、涓子垂钓菏泽

【练法试析】

1. 盘坐，右掌按住右膝；同时，左手成拳，拳面抵住左肋，肘尖外展。然后意守"中焦"，做深呼吸6次。（图5-72）

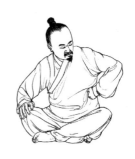

图5-72

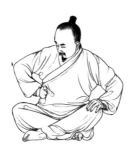

图5-73

2. 左拳变掌，下按右膝；同时，右手成拳，拳面抵住右肋。然后意守"中焦"，做深呼吸6次。（图5-73）

如此专心存想，可健脾养肝。

二十二、容成公静守谷神

【练法试析】

1. 盘坐；两掌掩住两耳，指尖向后。（图5-74）
2. 食指叠压中指。（图5-75）

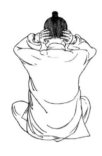

图5-74

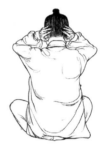

图5-75

3. 闭气，咬紧牙关；放下两手食指，弹击后脑，使耳内听到"咚咚"之声。反复弹击36次。（图5-76）

4. 上下牙齿相叩36次。

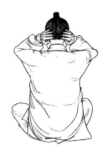

图5-76

二十三、东方朔置帻官舍

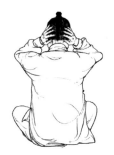

【练法试析】

1. 盘坐；两掌紧抱两耳及脑后。
（图5-77）

图5-77

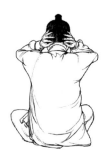

图5-78

2. 食指向下按压风池穴，与拇指挤拢，练习12次。随后不动，做深呼吸12次。（图5-78）

二十四、寇先鼓琴

【练法试析】

1. 盘坐；两掌按两膝，呼吸自然。目视前方。（图5-79）

2. 头颈缓缓向左扭转；目视左方。随即停住，做深呼吸12次。（图5-80）

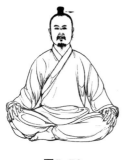

图5-79

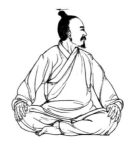

图5-80

3. 头颈右扭；目视右方。停住，做深呼吸12次。（图5-81）

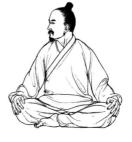

图5-81

二十五、王子晋吹笙

【练法试析】

盘坐；两掌揉压胸部两侧9次；同时，深呼吸9次。（图5-82）

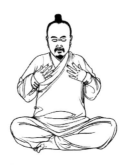

图5-82

二十六、钟离云房摩肾

【练法试析】

1. 盘坐；两掌提起，掌心相贴，相互摩擦，使掌发热。（图5-83）

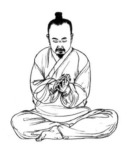

图5-83

2. 用掌心按住腰后之肾腧穴（也称精门穴），上下揉摩24次；同时深呼吸。（图5-84）

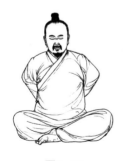

图5-84

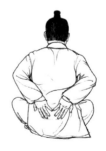

图5-84附图

二十七、子主披发鼓琴

【**练法试析**】

1. 双盘坐；两掌相贴摩擦。（图5-85）

2. 至掌心发热发烫时，去按两脚心，揉摩涌泉穴36数。
（图5-86）

3. 然后，两掌分按两膝，揉摩36数。（图5-87）

4. 最后，呵气9次。

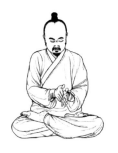
图5-85

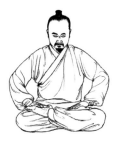
图5-86

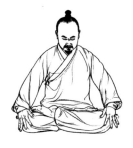
图5-87

二十八、服间瞑坐

【练法试析】

盘坐，上体中正，全身放松；两掌抱于小腹，左掌在外；垂帘合目，舌抵上腭。做深呼吸49次。（图5-88）

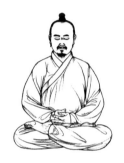

图5-88

二十九、陶成公骑龙

【练法试析】

1. 盘坐；两掌于胸前叉指，掌心向里，虎口向上；下颌稍含，双目微合；全身放松，呼吸自然。（图5-89）

2. 两掌向左云手，高与肩平，掌心向外；同时，头向右扭，目视右方。随即停住，做深呼吸9次。（图5-90）

3. 接着，向右云手；目视左方。做深呼吸9次。（图5-91）

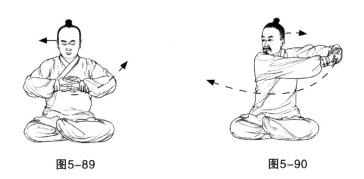

图5-89   图5-90

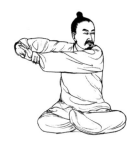

图5-91

三十、谷春坐县门

【练法试析】

1. 盘坐；两掌按膝，全身放松，呼吸自然。目视前方。（图5-92）

2. 头颈缓缓向左扭转，至极限为度；目视左后方。停住，做深呼吸14次。（图5-93）

3. 头颈右转，目视右后方。做深呼吸14次。（图5-94）

4. 头部转正，目视前方；调匀呼吸。（图5-95）

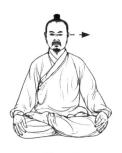

图5-92

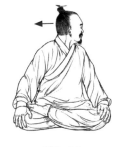

图5-93

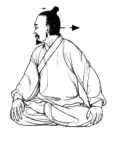

图5-94

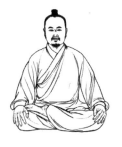

图5-95

三十一、谢自然跌席泛海

【练法试析】

1. 盘坐；两手握拳，拳面抵住肋梢，拳眼向前。目光前视。（图5-96）

2. 头颈缓缓左转；目视左方。停住，做深呼吸24次。（图5-97）

3. 头颈右转；目视右方。停住，做深呼吸24次。（图5-98）

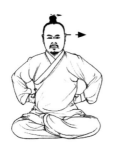

图5-96

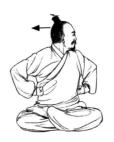

图5-97

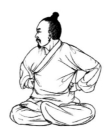

图5-98

三十二、裴玄静驾云升天

【练法试析】

盘坐；两掌心按于肚脐两侧，上下按摩；同时，做深呼吸49次。（图5-99）

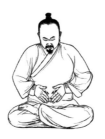

图5-99

三十三、何仙姑簪花

【练法试析】

盘坐；两臂抬肘，两掌叉指抱住后脑；垂帘含目，全身放松，做深呼吸17次。（图5-100）

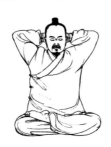

图5-100

三十四、韩湘子存气

【**练法试析**】

1. 盘坐；两手伸食指，余四指屈握，两臂屈肘，用食指按住两内眼角的睛明穴，揉摩24次。（图5-101）

2. 再以两手食指按摩两外眼角24次。（图5-102）

3. 两手成掌，按摩两胁，做深呼吸24次。（图5-103）

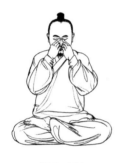

图5-101

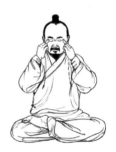

图5-102

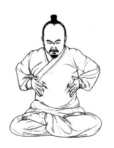

图5-103

三十五、玄真子啸咏坐席浮水

【练法试析】

盘坐；两臂上举，两肘稍屈，掌心向上，指尖外展。停住，做深呼吸18次。（图5-104）

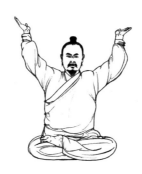

图5-104

三十六、白玉蟾运气

【练法试析】

1. 盘坐；两臂屈肘，交叉胸前，左内右外，左掌按右肩，右掌按左肩。（图5-105）

2. 头颈缓缓左转；目视左方。停住，做深呼吸12次。（图5-106）

3. 头颈右转；目视右方。停住，做深呼吸12次。（图5-107）

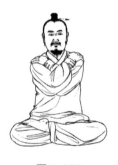

图5-105

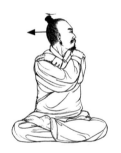

图5-106

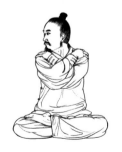

图5-107

三十七、邬通微静坐默持

【练法试析】

盘坐；两掌按膝；垂帘含目，舌抵上腭；用意存想，气贯任督；做深呼吸49次。（图5-108）

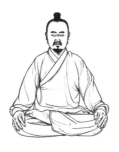

图5-108

三十八、戚逍遥独坐

【练法试析】

盘坐；两掌按摩胸侧；同时，做深呼吸32次。（图5-109）

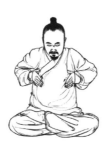

图5-109

三十九、玄俗形无影

【练法试析】

1. 盘坐，将左腿抬起，放在右膝上；用左掌按摩脚底涌泉穴；同时，做深呼吸24次。（图5-110）

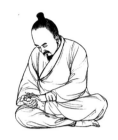

图5-110

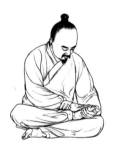

图5-111

2. 放下左脚，抬起右脚放于左膝上；右掌按摩脚底涌泉穴；同时，做深呼吸24次。（图5-111）

四十、金可记焚香静坐

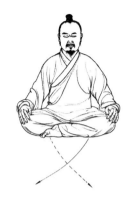

【练法试析】

1. 盘坐；两掌按膝；垂帘含目，呼吸自然。（图5-112）

图5-112

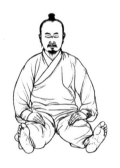

图5-113

2. 两掌用力搂压两膝，两腿用力伸撑，相互争力；同时，做深呼吸24次。（图5-113）

四十一、邛琉寝石

【练法试析】

向右侧卧，右腿伸开，左腿屈膝内收；右手拇指、食指、中指掐住右鼻孔；同时，用左手中指压住尾闾穴，然后做深呼吸6次。可保护精气，防遗补元。（图5-114）

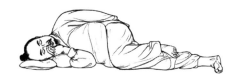

图5-114

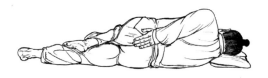

图5-114附图

四十二、庄周蝴蝶梦

【练法试析】

向右侧卧，左腿伸开，右腿屈膝上收；右臂屈肘，使右腮及耳后枕于右掌心上，面部稍上仰；左手握拳，置于左肋角。做深呼吸24次。（图5-115）

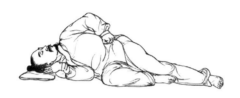

图5-115

四十三、修羊公卧石榻

【练法试析】

1. 仰卧，两腿屈膝，两脚心相贴，两膝外张；两掌合于胸前，相互摩擦。（图5-116）

2. 待两掌发热发烫后，兜提阴囊；同时，做深呼吸24次。（图5-117）

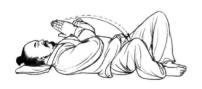

图5-116

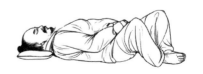

图5-117

四十四、宋玄白卧雪

【练法试析】

1. 仰身平卧，两腿自然伸直；两掌按于肚脐两侧。（图5-118）

2. 两掌同时沿腹部向胸部，以划圈式揉摩；同时，做深呼吸6次。（图5-119）

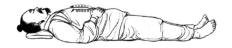

图5-118

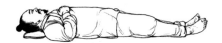

图5-119

四十五、陈希夷熟睡华山

【练法试析】

向右侧卧，右腿盘屈，左腿伸开；右臂屈肘，将右腮侧枕于右掌心上；同时，左掌按摩小腹，做深呼吸12次。

每次加以意念引导，感觉气满丹田，可治失眠，使人熟睡。（图5-120）

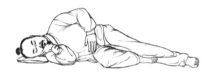

图5-120

四十六、马自然醉雪溪

【练法试析】

1. 俯卧，两腿伸直；两掌左右分展，掌心贴地。（图5-121）

2. 两掌向后上举，头颈向上仰起；同时，腹部撑地，两腿向上抬起。随即停住，做深呼吸12次。（图5-122）

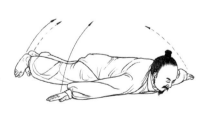

图5-121

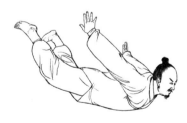

图5-122

第六章

二十四气坐功导引治病图（古谱）

二十四气坐功，相传为道教养生家陈抟所创。

陈抟，五代后期、北宋初年著名的养生家、道家学者、隐士。后周显德三年，周世宗柴荣赐号"白云先生"；北宋雍熙元年，宋太宗赵光义赐号"希夷先生"。曾隐于武当山九室岩，修炼内丹20多年，被后世尊为"陈抟老祖""希夷祖师"。

二十四气坐功导引治病法，共24式，每个节气一式，每式包括"运主""时配""坐功""治病"四类内容。此功讲究"天人合一"，"以时行功，以经治病"，按照不同的季节，习练不同的功法，疏通相应的经络，疗治相关的疾病。

本章采用明代高濂《雅尚斋遵生八笺》古版原谱，美化制作，以供同道鉴赏。

一、立春正月节坐功（图6-1）

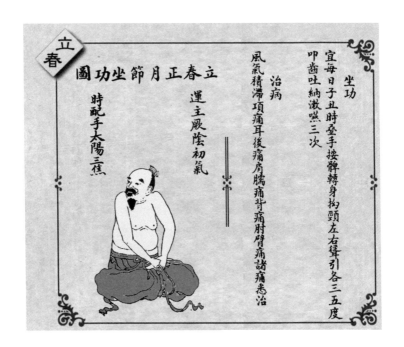

图6-1

【运主】厥阴初气。

【时配】手太阳三焦。

【坐功】宜每日子、丑时，叠手按髀，转身拗颈，左右耸引，各三五度。叩齿，吐纳，漱咽三次。

【治病】风气，积滞，项痛，耳后痛，肩臑痛，背痛，肘臂痛，诸痛悉治。

二、雨水正月中坐功（图6-2）

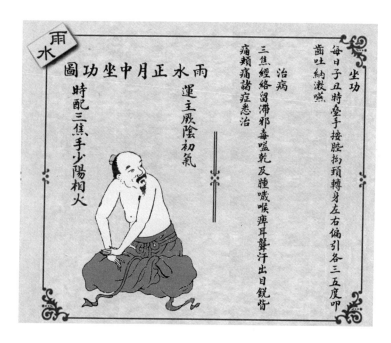

图6-2

【运主】厥阴初气。

【时配】三焦手少阳相火。

【坐功】每日子、丑时，叠手按胜，拗颈转身，左右偏引，各三五度。叩齿，吐纳，漱咽。

【治病】三焦经络留滞邪毒，嗌干及肿，哕，喉痹，耳聋，汗出，目锐眦痛，颊痛，诸候悉治。

三、惊蛰二月节坐功（图6-3）

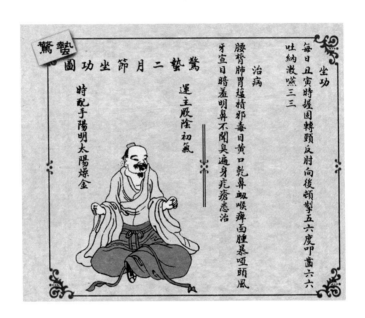

图6-3

【运主】厥阴初气。

【时配】手阳明太阳燥金。

【坐功】每日丑、寅时，握固，转颈，反肘向后，顿掣五六度。叩齿六六，吐纳，漱咽三三。

【治病】腰脊肺胃蕴积邪毒，目黄，口干，鼻衄，喉痹，面肿，暴哑，头风，牙宣，目暗羞明，鼻不闻臭，遍身疙疮，悉治。

四、春分二月中坐功（图6-4）

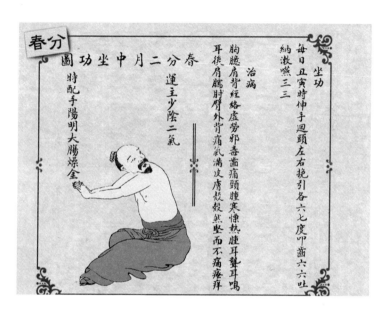

图6-4

【运主】少阴二气。

【时配】手阳明大肠燥金。

【坐功】每日丑、寅时，伸手回头，左右挽引，各六七度。叩齿六六，吐纳，漱咽三三。

【治病】胸臆肩背经络虚劳邪毒，齿痛，颈肿，寒慄，热肿，耳聋，耳鸣，耳后肩臑肘臂外背痛，气满皮肤壳壳然、坚而不痛、瘙痒。

五、清明三月节坐功（图6-5）

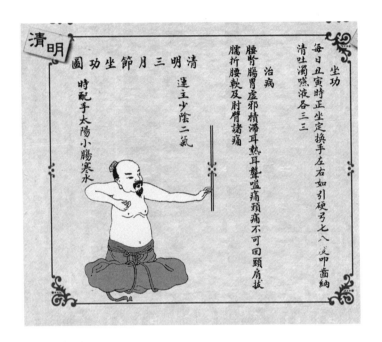

图6-5

【运主】少阴二气。

【时配】手太阳小肠寒水。

【坐功】每日丑、寅时，正坐定，换手，左右如引硬弓，各七八度。叩齿，纳清吐浊，咽液，各三三。

【治病】腰肾肠胃虚邪积滞，耳热，耳聋，嗌痛，颈痛不可回头，肩拔，臑折，腰软及肘臂诸痛。

六、谷雨三月中坐功（图6-6）

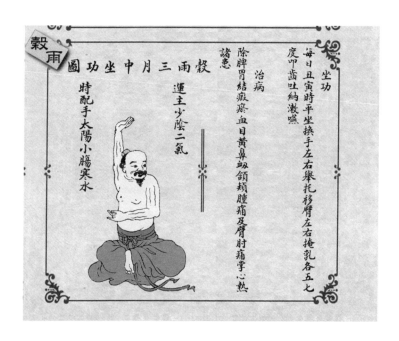

图6-6

【运主】少阴二气。

【时配】手太阳小肠寒水。

【坐功】每日丑、寅时，平坐，换手左右举托，移臂左右掩乳，各五七度。叩齿，吐纳，漱咽。

【治病】除脾胃结瘕瘀血，目黄，鼻衄，颔颊肿痛及肘臂痛，掌心热诸患。

七、立夏四月节坐功（图6-7）

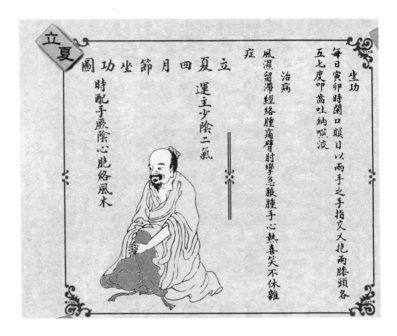

图6-7

【运主】少阴二气。

【时配】手厥阴心包络风木。

【坐功】每日寅、卯时，闭口瞑目，以两手之手指交叉，抱两膝头，各五七度。叩齿，吐纳，咽液。

【治病】风湿留滞，经络肿痛，臂肘挛急，腋肿，手心热，喜笑不休，杂症。

八、小满四月中坐功（图6-8）

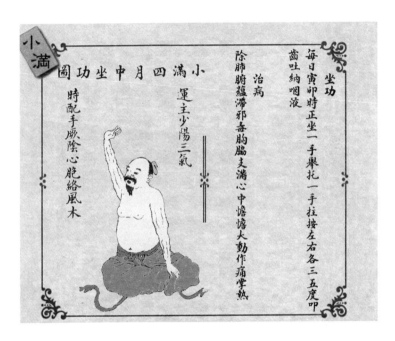

图6-8

【运主】少阳三气。

【时配】手厥阴心包络风木。

【坐功】每日寅、卯时，正坐，一手举托，一手拄按，左右各三五度。叩齿，吐纳，咽液。

【治病】除肺腑蕴滞邪毒，胸胁支满，心中憺憺、大动作痛，掌热。

九、芒种五月节坐功（图6-9）

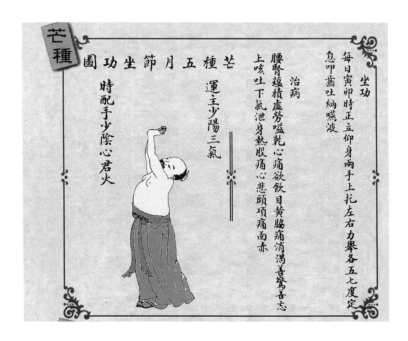

图6-9

【运主】少阳三气。

【时配】手少阴心君火。

【坐功】每日寅、卯时，正立仰身，两手上托，左右力举，各五七度。定息，叩齿，吐纳，咽液。

【治病】腰肾蕴积虚劳，嗌干，心痛欲饮，目黄，胁痛，消渴，善惊，善忘，上咳吐，下气泄，身热股痛，心悲，头项痛，面赤。

十、夏至五月中坐功（图6-10）

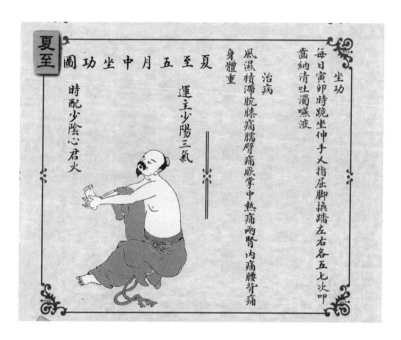

图6-10

【运主】少阳三气。

【时配】手少阴心君火。

【坐功】每日寅、卯时，跪坐，伸手叉指，屈脚换踏，左右各五七次。叩齿，纳清吐浊、咽液。

【治病】风湿积滞，腕膝痛，臑臂痛厥，掌中热痛，两肾内痛，腰背痛，身体重。

十一、小暑六月节坐功（图6-11）

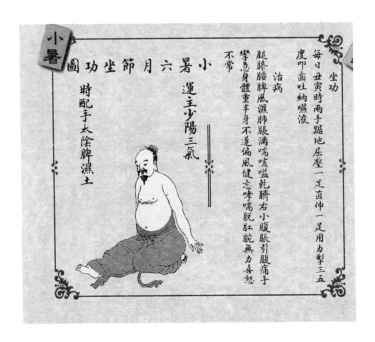

图6-11

【运主】少阳三气。

【时配】手太阴肺湿土。

【坐功】每日丑、寅时，两手踞地，屈压一足，直伸一足，用力掣三五度。叩齿，吐纳，咽液。

【治病】腿膝腰髀风湿，肺胀满，喘咳，嗌干，脐右小腹胀引腹痛，手挛急，身体重，半身不遂，偏风，健忘，哮喘，脱肛，腕无力，喜怒不常。

十二、大暑六月中坐功（图6-12）

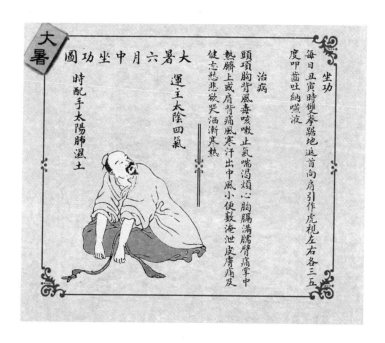

图6-12

【运主】太阴四气。

【时配】手太阳肺湿土。

【坐功】每日丑、寅时，双拳踞地，返首向肩，引作虎视，左右各三五度。叩齿，吐纳，咽液。

【治病】头项胸背风毒，咳嗽，止气，喘渴，烦心，胸膈满，臑臂痛，掌中热，脐上或肩背痛，风寒，汗出中风，小便数淹泄，皮肤痛及健忘，愁悲欲哭，洒渐寒热。

十三、立秋七月节坐功（图6-13）

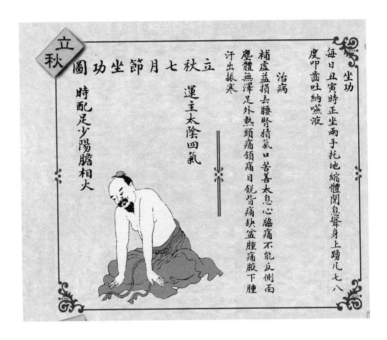

图6-13

【运主】太阴四气。

【时配】足少阳胆相火。

【坐功】每日丑、寅时，正坐，两手托地，缩体闭息，耸身上踊，凡七八度。叩齿，吐纳，咽液。

【治病】补虚益损，去腰肾积气，口苦，善太息，心胁痛，不能反侧，面尘、体无泽，足外热，头痛，颔痛，目锐眦痛，缺盆肿痛，腋下肿，汗出振寒。

十四、处暑七月中坐功（图6-14）

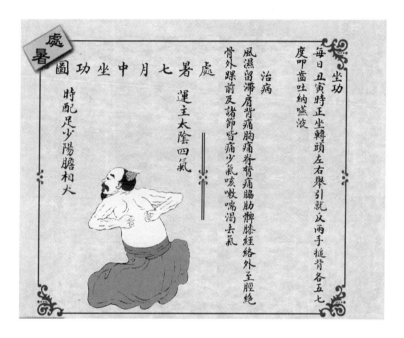

图6-14

【运主】太阴四气。

【时配】足少阳胆相火。

【坐功】每日丑、寅时，正坐，转头，左右举引，就反两手捶背，各五七度。叩齿，吐纳，咽液。

【治病】风湿留滞，肩背痛，胸痛，脊膂痛，胁肋髀膝经络外至胫绝骨外踝前及诸节皆痛，少气，咳嗽，喘渴，去气。

十五、白露八月节坐功（图6-15）

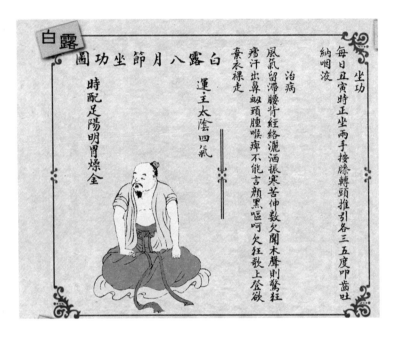

图6-15

【运主】太阴四气。

【时配】足阳明胃燥金。

【坐功】每日丑、寅时，正坐，两手按膝，转头推引，各三五度。叩齿，吐纳，咽液。

【治病】风气留滞腰背经络，洒洒振寒，苦伸数欠，闻木声则惊，狂疟，汗出，鼻衄，颈肿，喉痹不能言，颜黑，呕，呵欠，狂歌上登，欲弃衣裸走。

十六、秋分八月中坐功（图6-16）

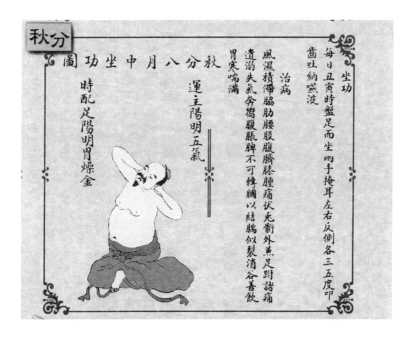

图6-16

【运主】阳明五气。

【时配】足阳明胃燥金。

【坐功】每日丑、寅时，盘足而坐，两手掩耳，左右反侧，各三五度。叩齿，吐纳，咽液。

【治病】风湿积滞，胁肋腰股腹脐膝肿痛，伏兔胻外兼足跗诸痛，遗溺，失气，奔响，腹胀，脾不可转，胭以结，腨似裂，消谷，善饮，胃寒，喘满。

十七、寒露九月节坐功（图6-17）

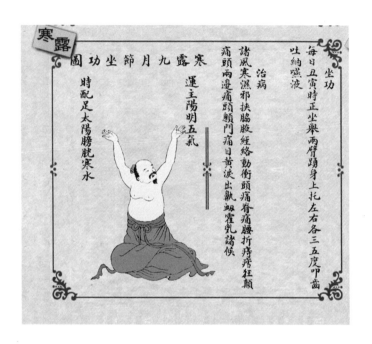

图6-17

【运主】阳明五气。

【时配】足太阳膀胱寒水。

【坐功】每日丑、寅时，正坐，举两臂，踊身上托，左右各三五度。叩齿，吐纳，咽液。

【治病】诸风寒湿邪挟胁腋经络动冲，头痛，脊痛，腰折，痔疟，狂颠痛，头两边痛，头卤门痛，目黄，泪出，鼻衄，霍乱诸候。

十八、霜降九月中坐功（图6-18）

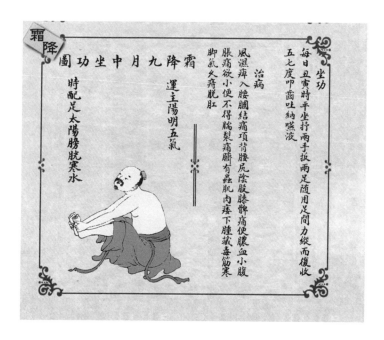

图6-18

【运主】阳明五气。

【时配】足太阳膀胱寒水。

【坐功】每日丑、寅时，平坐，抒两手，扳两足，随用足间力，纵而复收，五七度。叩齿，吐纳，咽液。

【治病】风湿痹入腰，腘结痛，项背腰尻阴股膝髀痛，便脓血，小腹胀痛，欲小便不得，腨裂痛，脐有虫，肌肉痿，下肿，藏毒，筋寒，脚气，久痔，脱肛。

十九、立冬十月节坐功（图6-19）

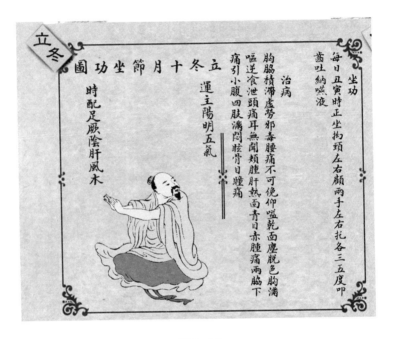

图6-19

【运主】阳明五气。

【时配】足厥阴肝风木。

【坐功】每日丑、寅时，正坐，拗颈左右顾，两手左右托，各三五度。吐纳，叩齿，咽液。

【治病】胸胁积滞，虚劳邪毒，腰痛不可俯仰，嗌干，面尘脱色，胸满，呕逆，餐滞，头痛，耳无闻，颊肿，肝热面青，目赤肿痛，两胁下痛引小腹，四肢满闷，眩骨（晕），目瞳痛。

二十、小雪十月中坐功（图6-20）

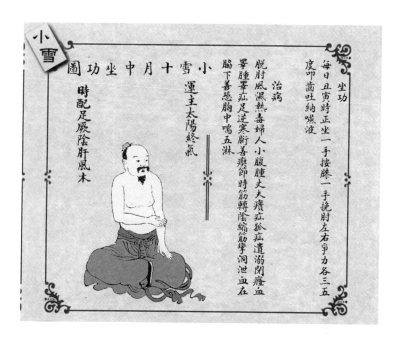

图6-20

【运主】太阳终气。

【时配】足厥阴肝风木。

【坐功】每日丑、寅时，正坐，一手按膝，一手挽肘，左右争力，各三五度。吐纳，叩齿，咽液。

【治病】脱肘，风湿热毒，妇人小腹肿，丈夫癀疝、狐疝，遗溺，闭癃，血睾，肿睾，疝，足逆寒，胕善瘈，节时筋转，阴缩，筋挛，洞泄，血在胁下，善恐，胸中喘，五淋。

二十一、大雪十一月节坐功（图6-21）

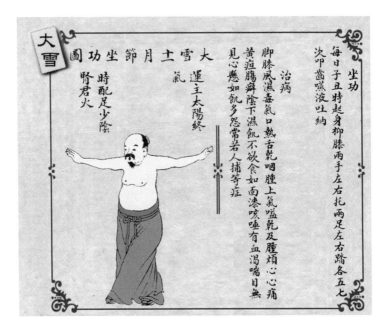

图6-21

【运主】太阳终气。

【时配】足少阴肾君火。

【坐功】每日子、丑时，起身抑膝，两手左右托，两足左右踏，各五七次，叩齿，咽液，吐纳。

【治病】脚膝风湿毒气，口热，舌干，咽肿，上气，嗌干及肿，烦心，心痛，黄疸，肠癖，阴下湿，饥不欲食，面如漆，咳唾有血，渴喘，目无见，心悬如饥、多恐、常若人捕等证。

二十二、冬至十一月中坐功（图6-22）

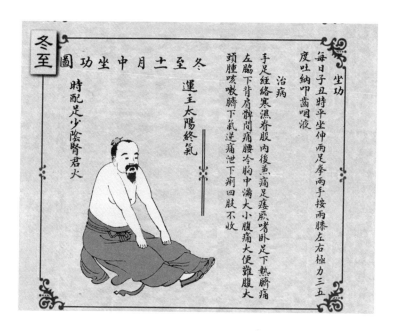

图6-22

【运主】太阳终气。

【时配】足少阴肾君火。

【坐功】每日子、丑时，平坐，伸两足，拳两手，按两膝，左右极力三五度。吐纳，叩齿，咽液。

【治病】手足经络寒湿，脊股内后兼痛，足痿厥，嗜卧，足下热，脐痛，左胁下背肩髀间痛，腰冷，胸中满，大小腹痛，大便难，腹大，颈肿，咳嗽，脐下气逆，痛泄，下痢，四肢不收。

二十三、小寒十二月节坐功（图6-23）

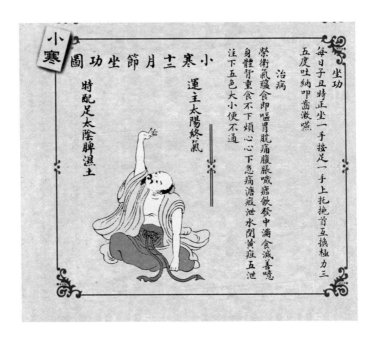

图6-23

【运主】太阳终气。

【时配】足太阴脾湿土。

【坐功】每日子、丑时，正坐，一手按足，一手上托，挽首互换，极力三五度。吐纳，叩齿，漱咽。

【治病】荣卫气蕴，食即呕，胃脘痛，腹胀，哕，疟，饮发中满，食减，善噫，身体背重，食不下，烦心，心下急痛，溏瘕泄，水闭，黄疸，五泄注下五色，大小便不通。

二十四、大寒十二月中坐功（图6-24）

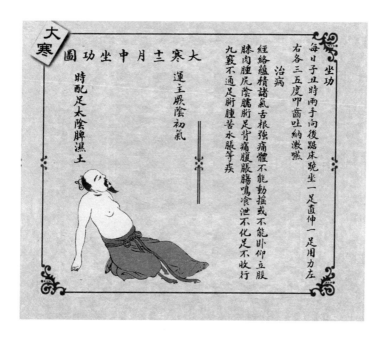

图6-24

【运主】厥阴初气。

【时配】足太阴脾湿土。

【坐功】每日子、丑时，两手向后，踞床跪坐，一足直伸，一足用力，左右各三五度。叩齿，漱咽，吐纳。

【治病】经络蕴积诸气，舌根强痛，体不能动摇或不能卧，仰立股膝肉肿、尻阴臑胻足背痛，腹胀，肠鸣，餐泄不化，足不收行，九窍不通，足胕肿，苦水胀等疾。